UWE BÖSCHEMEYER

# DIE SINNFRAGE IN PSYCHOTHERAPIE UND THEOLOGIE

# DIE SINNFRAGE IN PSYCHOTHERAPIE UND THEOLOGIE

## DIE EXISTENZANALYSE UND LOGOTHERAPIE VIKTOR E. FRANKLS AUS THEOLOGISCHER SICHT

VON

UWE BÖSCHEMEYER

WALTER DE GRUYTER · BERLIN · NEW YORK

1977

THEOLOGISCHE BIBLIOTHEK TÖPELMANN

HERAUSGEGEBEN VON

K. ALAND, K. G. KUHN, C. H. RATSCHOW UND E. SCHLINK

32. BAND

*CIP-Kurztitelaufnahme der Deutschen Bibliothek*

**Böschemeyer, Uwe**

Die Sinnfrage in Psychotherapie und Theologie : d. Existenzanalyse u. Logotherapie Viktor E. Frankls aus theol. Sicht. — 1. Aufl. — Berlin, New York : de Gruyter, 1976.

(Theologische Bibliothek Töpelmann : Bd. 32)

ISBN 3-11-006727-7



Satz und Druck: Kupijai & Prochnow, 1 Berlin 61 · Einband: Fuhrmann, 1 Berlin 36.

Meiner Frau

# INHALT

# EINLEITUNG

I. Die Frage, die in der theologischen Seelsorge ständig wiederkehrt — verdeckt oder offen, wortreich oder stumm gestellt — ist die nach dem Sinn des Lebens. Keine Frage wird eindringlicher als diese gestellt, und keine bedrängt den Seelsorger mehr als diese. Daß von der Antwort auf diese Frage abhängt, ob das Leben gelingt oder nicht und daß, wenn sie unbeantwortet bleibt, nicht nur der Geist, sondern auch Seele und Leib davon betroffen sind, dessen sind sich diejenigen, die sie stellen, mehr oder minder bewußt. Das jedenfalls sind die Erfahrungen, die ich in meiner mehrjährigen Arbeit im Bereich der Kirchengemeinde, in der Telefonseelsorge, in der Familien- und Lebensberatung, in der Alkoholiker-, Blinden- und Strafentlassenenseelsorge und in Begegnungen mit Studenten im universitären Bereich gemacht habe. Daß der „ganze" Mensch nach Sinn fragt, ist der Grund für die Intensität seines Fragens und für die Bedrängnis, in der sich der Seelsorger angesichts dieses Fragens vorfindet. Wer die Sinnfrage stellt, fragt nach der Bedeutung, dem Wozu und dem Woraufhin seiner Existenz. Und wer sein Leben als sinnlos erfährt, weiß nicht oder nicht mehr, was Menschsein heißt und wofür er leben kann. Die Sinnfrage betrifft die Mitte der Existenz.

Weil die Sinnfrage eine solch *vitale* Bedeutung für den Menschen hat, fordert sie in besonderer Weise die Zusammenarbeit der Wissenschaften heraus, die um das Humanum zentriert sind, so auch und im besonderen die von Theologie und Psychologie. Jedoch, sie „fügt sich schwer in den Rahmen der Fakultäten. Wer sich auf die Frage nach dem Sinn des Lebens einläßt, muß . . den Ideologieverdacht auf sich nehmen, jenes unbarmherzige Messer, mit dem die Wissenschaft sich ebenso eifrig gesundoperiert wie verstümmelt", so sagte G. Griesl in einem Vortrag auf der Salzburger Tagung der „Internationalen Gemeinschaft Arzt und Seelsorger Stuttgart"[1]. Und welcher Psychologe riskierte es, sich einem solchen Verdacht auszusetzen?

[1] G. Griesl: Der unentdeckte oder unerfüllte Lebenssinn als Leidensquelle. In: Lebenskrisen – Ursachen und Beratung. Hg. v. W. Bitter. Stuttgart 1971. S. 57 f.

II. Der Psychologe, der wie kein anderer sich der Sinnproblematik verschrieben hat und der zugleich wie wenige andere Therapeuten offen ist für einen Dialog mit der Theologie über den Menschen und seine Frage nach dem Sinn, ist der Wiener Arzt und Psychotherapeut Viktor E. Frankl, Professor für Neurologie und Psychiatrie an der Universität Wien, „Visiting Clinical Professor of Psychiatry" an der Standford University und „Professor of Logotherapy" an der United States International University in Kalifornien.

Bereits in den zwanziger Jahren — Frankl wurde 1905 geboren — erkannte er auf Grund seiner Erfahrungen in der ärztlichen Praxis sowohl die vitale Bedeutung der Sinnfrage für die menschliche Existenz als auch das Ungenügen des bio-psychologisch orientierten Menschenbildes der bisherigen Psychotherapie, das seiner Auffassung nach den Blick des Therapeuten für das Menschliche im Menschen versperrte und damit auch der Therapie Grenzen setzte. Die Existenzanalyse Frankls ist der Versuch, den Menschen in seiner leiblich-seelisch-geistigen Einheit und Ganzheit zu beschreiben, und die Logotherapie, die therapeutische Ausgestaltung der Franklschen Anthropologie, ist die auf Störungen des spezifisch Menschlichen gerichtete Therapie. Mitte sowohl der Existenzanalyse als auch der Logotherapie aber ist die Sinnproblematik.

Worin liegt der Grund dafür, daß Frankl sich dieser Frage verschrieben hat?

Das Phänomen, das seiner Meinung nach wie kein anderes den Menschen unserer Zeit bedrängt, ist ein „abgründiges Sinnlosigkeitsgefühl"[2]. Nicht primär die sexuelle Frustration — die Not der Zeitgenossen Freuds —, nicht primär das „Minderwertigkeitsgefühl", das Adler als das den Menschen seiner Zeit Bedrängende herausstellte — die „existentielle Frustration"[3] ist Frankls Meinung nach d a s Problem des gegenwärtigen Menschen, das er zum Ausdruck gebracht sieht durch ein Gefühl existentieller Leere, Langeweile, Ekel, Initiativlosigkeit. D. h.: Nicht die

---

[2] V. E. Frankl: Der Mensch auf der Suche nach Sinn. Zur Rehumanisierung der Psychotherapie. Stuttgart 1973². S. 11. — Vgl. Die Sinnfrage in der Psychotherapie. Hg. v. N. Petrilowitsch. Wege der Forschung. Bd. LXXVII. Darmstadt 1972. Vgl. zur Bedeutung der Sinnproblematik in der zeitgenössischen Literatur z. B.: D. A. Seeber: Virulente Sinnfrage. In: Herder Korrespondenz. 26 (1972). S. 367—370. Vgl. auch: H. Gollwitzer: Krummes Holz — aufrechter Gang. Zur Frage nach dem Sinn des Lebens. München 1971³. S. 17 ff.

[3] Frankl: Der Mensch auf der Suche nach Sinn. S. 11.

„klassischen" Neurosen, z. B. die Zwangs-, Angst- oder Sexualneurosen, beherrschen die psychotherapeutische Szene der Gegenwart, sondern ein neuer Neurose-Typus: die von Frankl so benannte „noogene Neurose"[4], die zwar das gleiche Erscheinungsbild haben kann wie die „klassischen" Neurosen und doch nicht durch psychische, sondern durch geistige Desorientierung verursacht ist. Nach Frankls Schätzungen — sie wurden inzwischen durch zahlreiche statistische Untersuchungen in Europa und Amerika bestätigt — sind bereits 20 % der Neurosen unserer Zeit „noogene".

Bereits, das heißt: Das Sinnlosigkeitsgefühl, von Frankl auch „existentielles Vakuum"[5] genannt, breitet sich — nicht nur seiner Meinung nach — zunehmend aus: In seinem 1973 erschienenen Buch „Der Mensch auf der Suche nach Sinn" verweist er darauf, daß das Anwachsen des „existentiellen Vakuums" als ein weltweites Phänomen von Zeitgenossen verschiedenster Prägung und in allen Bereichen der Welt beobachtet und beschrieben werde[6]. Trifft Frankls These zu, Sinnleere könne pathogen sein, dann ist seine Annahme, daß sich ein „abgründiges Sinnlosigkeitsgefühl" der Menschen unserer Zeit zunehmend bemächtige, ein alarmierendes Zeichen für diejenigen, die sich verantwortlich fühlen für die cura hominis.

Mit Blick auf diese These sagte Griesl in seinem Salzburger Vortrag über das „Ausbleiben oder Abhandenkommen von Sinn und die pathogenen Folgen des Mangels für das menschliche Leben": „Wenn hier ein Zusammenhang besteht, dann stoßen wir auf einen Notstand gewaltigen Ausmaßes im individuellen Dasein und vielleicht auch in der kollektiven Kultur, der nicht nur den Selbstmord als gordonische Lösung verständlich macht, sondern auch eine Menge neurotischer Erscheinungen als mißglückte Lösungsversuche erklärt"[7].

III. Frankls Bücher sind in 14 Sprachen übersetzt worden und haben — insbesondere in Amerika — teilweise hohe Auflagen erreicht[8]. In Europa dagegen — Schweden ausgenommen — sind seine Schriften vergleichsweise (noch) unbekannt.

---

[4] Ebd. S. 13.

[5] Ebd. S. 12.

[6] Vgl. ebd. S. 12 ff.

[7] Griesl: Der unentdeckte oder unerfüllte Lebenssinn als Leidensquelle. S. 58.

[8] Vgl. Frankl: Der Mensch auf der Suche nach Sinn. S. 32.

Ich halte jedoch Frankls existenzanalytische und logotherapeutische Forschungen zur Sinnproblematik für so wesentlich — nicht nur für die psychologische Anthropologie und Psychotherapie, sondern auch für die theologische Anthropologie und Seelsorge — daß ich den Versuch machen möchte, sie in den theologisch-psychologischen Dialog einzubeziehen. Daß dieser Dialog bisher den in ihn gesetzten Erwartungen m. E. nur unzureichend entsprechen konnte, hat seinen Grund in der Schwierigkeit, eine gemeinsame, anthropologisch fundierte Gesprächsbasis zu finden. Ich bin der Meinung, daß sich für das existenzanalytisch-theologische Gespräch eine solche Basis finden ließe, von der aus eine gemeinsame Arbeit für den leidenden Menschen möglich wäre.

Ich habe mir vorgenommen, diesen Versuch in zwei Schritten zu unternehmen:

Da — soweit ich die Literatur überblicken konnte — im deutschsprachigen Bereich keine wissenschaftliche Arbeit vorliegt, die explizit und mit theologischem Interesse das Franklsche Sinnverständnis zur Sprache bringt, sehe ich meine e r s t e Aufgabe darin, diese längst fällige Arbeit nachzuholen. Die vorliegende Schrift soll diese Aufgabe erfüllen, und sie wiederum hat ein doppeltes Ziel:

1. Zunächst soll die Sinnproblematik im Rahmen des existenzanalytischen Menschenbildes und der aus ihm resultierende logotherapeutische Ansatz d a r g e s t e l l t werden, und zwar so, daß die für das interdisziplinäre Gespräch meiner Auffassung nach wesentlichen Aspekte zur Geltung kommen, entweder durch die Darstellung s e l b s t oder durch eine Markierung der Probleme.

2. Da eine theologisch-psychologische Verständigung über Einzelprobleme des Menschen m. E. nur dann zu konkreter gemeinsamer Arbeit führen kann, wenn die Gesprächsbasis hinreichend bewußt gemacht, d. h. wenn die Möglichkeiten und Grenzen eines interdisziplinären Gesprächs deutlich geworden sind, sehe ich die zweite Aufgabe dieser Arbeit darin, diese Basis herauszuarbeiten. Gerade ein Gespräch über die Sinnfrage, die in die Mitte der menschlichen Existenz zielt, erfordert eine deutliche Kennzeichnung der anthropologischen Voraussetzungen der Gesprächspartner. Erst wenn sie geklärt sind, kann die existenzanalytisch-theologische Debatte um das Sinnverständnis s e l b s t einsetzen und die Frage nach den Möglichkeiten konkreter Zusammenarbeit gestellt werden. Diese letzteren Aufgaben jedoch sollen der Arbeit vorbehalten bleiben, die ich als Fortsetzung der vorliegenden verstehe und in der erst eine Reihe von

Fragen beantwortet werden, die in dem von mir gesteckten Rahmen dieser Arbeit noch nicht beantwortet werden können. Die vorliegende Arbeit ist ein Anfang.

IV. Einige Bemerkungen noch zu Frankls Systematik: Sie leidet unter der weit ausgeführten Kasuistik, und das gilt für den größten Teil seiner Schriften. Philosophische Gedankenreihen werden durch Beispiele unterbrochen und häufig nicht wieder aufgenommen, in der Regel dann, wenn die Beispiele selbst Frankl zu neuen anthropologischen Reflexionen veranlassen. Das erschwert die Überschaubarkeit seines Systems in nicht geringem Maße, eine Reihe von Arbeiten der Sekundärliteratur spiegelt diese Schwierigkeiten wider.

Andererseits aber zeigt gerade sein ständiges Bezugnehmen auf die menschliche Wirklichkeit den Stellenwert an, den die anthropologische Reflexion für sein Denken hat: Sie steht im Dienst der konkreten Hilfe am leidenden Menschen. Was aber Leiden ist, was es heißt, um Sinn zu ringen — in scheinbar ausweglosen Situationen, in der Bedrängtheit des „ganzen" Menschen — das hat er selbst erfahren. Die wesentlichen Gedanken seiner Existenzanalyse und Logotherapie waren gerade konzipiert, als er mit seinen jüdischen Brüdern den Weg ins Konzentrationslager anzutreten hatte. Und seine eigene Leiderfahrung, sein eigenes Ringen um Sinn vermittelt all seinen Schriften Unmittelbarkeit und Wirklichkeitsbezug, und aus ihnen allen spricht — gerade wegen und trotz dieser Erfahrungen — eine große Hoffnung für den Menschen, der den Sinn seiner Existenz nicht mehr sieht.

# ERSTER TEIL

## A. VON DER PSYCHOANALYSE ZUR EXISTENZANALYSE

### I. Die Sinnfrage als Mitte des Franklschen Denkens

Das zentrale Problem des literarischen Werkes V. E. Frankls ist die Frage nach dem Sinn menschlichen Daseins. Nur in wenigen seiner zahlreichen Publikationen ist er nicht mittelbar oder unmittelbar mit dieser Frage befaßt. Aus einer soeben erschienenen autobiographischen Skizze geht allerdings hervor, daß Frankl wesentliche Fragen der Sinnproblematik bereits vor seinen wissenschaftlichen Veröffentlichungen durchdacht hat[1]. Ehe er jedoch zur Entfaltung seines Sinnverständnisses kam, zogen ihn zwei der drei großen Männer der klassischen Psychotherapie in ihren Bann, deren Menschenbild ihn später veranlaßte, weit von ihren Konzeptionen abzurücken: S. Freud und A. Adler. Frankls erste psychotherapeutische Phase ist geprägt durch die Psychoanalyse, der er geradezu huldigte[2] und die er kennengelernt hatte durch die Freud-Schüler E. Hitschmann und P. Schilder. Freud selbst, mit dem er bereits als Schüler korrespondiert hatte, war es, der ihm seine erste wissenschaftliche Publikation — im Jahre 1924 in der „Internationalen Zeitschrift für Psychoanalyse"[3] — ermöglichte.

1925 stand Frankl schon oder noch unter dem Einfluß Adlers — also in seiner zweiten, individualpsychologischen Phase —, als seine zweite Arbeit in der „Internationalen Zeitschrift für Individualpsychologie"[4] erschien. Sie markiert schon den wissenschaftlichen Ort, an dem er sich fortan und im besonderen aufhält und dem bis in die letzten Arbeiten hinein seine besondere Zuwendung gilt: dem Grenzgebiet zwischen Psychotherapie und Philosophie. Im Rückblick auf diesen Aufsatz sagt

---

[1] Vgl. V. E. Frankl: (Selbstdarstellung). In: Psychotherapie in Selbstdarstellungen. Hg. v. J. Pongratz. Bern/Stuttgart/Wien 1973. S. 183.

[2] Vgl. ebd. S. 180 u. 185.

[3] Vgl. ebd. S. 181. Angaben zum Artikel: V. E. Frankl: Zur mimischen Bejahung und Verneinung. In: Int. Zschr. f. Psychoanalyse. 10 (1924). S. 437—438.

[4] V. E. Frankl: Psychotherapie und Weltanschauung. In: Int. Zschr. f. Individualpsychologie. 3 (1925). S. 250—252.

er in seiner autobiographischen Skizze: „Welchem Thema war nun die Arbeit von mir gewidmet gewesen, die Adler in seiner Zeitschrift herausbrachte? Dem Thema, das sich wie ein roter Faden durch alle Arbeiten von mir zieht: Die Aufhellung des Grenzgebietes, das sich zwischen Psychotherapie und Philosophie erstreckt, unter besonderer Berücksichtigung der Sinn- und Wertproblematik der Psychotherapie, und ich muß sagen, ich kenne kaum jemanden, der mit dieser Problematik so sehr gerungen hätte wie ich mein ganzes Leben lang. Es ist dies das Leitmotiv, das hinter allen meinen Arbeiten steht"[5]. In diesem Aufsatz kennzeichnet Frankl zum ersten Mal das Prinzip der Psychotherapie als „ein wesentlich ethisches, nämlich wertendes"[6]. Das Bezugssystem des Wertens ist für ihn zu jener Zeit allerdings noch — ganz im Sinne Adlers — die Gemeinschaft.

1926 jedoch, als er auf dem Internationalen Kongreß für Individualpsychologie in Düsseldorf ein Grundsatzreferat zu halten hat, weicht er bereits von der individualpsychologischen „Orthodoxie"[7] ab: Die Neurose, sagt er, sei nicht in jedem Fall als bloßes Mittel zum Zweck zu interpretieren, möglich sei ihre Deutung auch als „Ausdruck" des Menschen, m. a. W.: sie habe nicht nur „instrumentalen", sondern auch „expressiven" Charakter[8]. Mit dieser Differenzierung der Neurose-Interpretation macht Frankl einen ersten Schritt hinaus über die kausalgenetische Betrachtungsweise des Menschen. Mit ihr deutet er an, was er zwanzig Jahre nach diesem Vortrag explizit zum Ausdruck bringt: Neurosen müssen nicht immer somatogen oder psychogen, sie können auch „noogen"[9] sein.

1927, durch die Begegnung mit seinen Lehrern R. Allers und D. Schwarz, dem Verfasser der zwei Jahre später erschienenen „Medizinischen Anthropologie"[10], vollzieht Frankl seine Loslösung nicht nur von Adler — durch diese Begegnung wird er auch veranlaßt, sein bisheriges Menschenbild zu revidieren und entsprechend seine Therapie neu zu

[5] Frankl: Selbstdarstellung. S. 183 f.

[6] Frankl: Psychotherapie und Weltanschauung. S. 251.

[7] Frankl: Selbstdarstellung. S. 184.

[8] Ebd.

[9] Vgl. z. B. Frankl: Theorie und Therapie der Neurosen. München/Basel 1970³. S. 115. Die vierte, erweiterte und ergänzte Auflage dieses Buches erschien in München/Basel 1975.

[10] O. Schwarz: Medizinische Anthropologie. Leipzig 1930.

durchdenken. Möglich wird ihm diese Revision vor allem dank des literarischen Werkes von Max Scheler, mit dessen Wertethik ihn Allers bekannt gemacht hat. Durch Scheler wird ihm endgültig der „psychologistische Star gestochen", so daß er seinen Monismus, Naturalismus und Psychologismus überwinden kann[11]. Zu jener Zeit habe er, wie er in seiner autobiographischen Skizze bekennt, Schelers „Formalismus in der Ethik und die materiale Wertethik" wie eine Bibel mit sich herumgetragen[12].

1933 schreibt Frankl: „... ich kann mir nicht vorstellen, daß etwas einen Menschen mehr dazu befähigt, subjektive Beschwerden und objektive Schwierigkeiten zu ertragen oder zu überwinden, als das Gefühl, eine Aufgabe zu haben — eine Mission![13]" Mit diesem Satz — er steht in der Arbeit über „Wirtschaftskrise und Seelenleben vom Standpunkt des Jugendberaters", die sich mit der durch die Wirtschaftskrise ausgelösten „seelischen Not"[14] junger Menschen befaßt — intoniert er bereits sein großes therapeutisches Thema und gibt damit zugleich Umrisse seiner neuen anthropologischen Perspektiven zu erkennen.

Seine Einsicht in die unzureichenden Möglichkeiten der bisherigen Psychotherapie angesichts dieser Not, der er als Psychotherapeut täglich in der Praxis begegnet, fordert ihn 1938 — im Todesjahr Freuds — schließlich heraus zu offener Kritik an der Psychoanalyse und der Individualpsychologie[15], die an Jung folgt später. Am deutlichsten findet er die bisherige Kritik an Freud und Adler zum Ausdruck gebracht von O. Schwarz, der Freud vorwirft, er habe das menschliche Leben zu reiner Triebbefriedigung, und gegen Adler einwendet, er habe es zum Kampf um soziale Geltung entwürdigt[16]. Frankl weiß, daß seine Kritik sich nicht begnügen darf mit dem Aufweis des Ungenügens bisheriger Psychotherapie: Als „positives Komplement"[17] zu der teilweise nur negativen

---

[11] Vgl. Frankl: Selbstdarstellung. S. 185.

[12] Ebd.

[13] V. E. Frankl: Wirtschaftskrise und Seelenleben vom Standpunkt des Jugendberaters. In: Sozialärztliche Rundschau. 3 (1933). S. 45.

[14] Ebd. S. 43.

[15] Vgl. V. E. Frankl: Seelenärztliche Selbstbesinnung. In: Der christliche Ständestaat. 30. Jan. 1938. S. 73.

[16] O. Schwarz: Sexualpathologie. 1935. Vgl. Frankl: Seelenärztliche Selbstbesinnung. S. 72 f.

[17] Frankl: Seelenärztliche Selbstbesinnung. S. 73.

Kritik an den Klassikern verlangt er deshalb von sich und anderen eine „Ausweitung aller Psychotherapie ins Weltanschauliche" bzw. ihre „Orientierung am Geistigen"[18]. Mit diesen Begriffen umschreibt er den seiner Meinung nach notwendigen Horizont, den eine gegenwärtige Psychotherapie brauche. Diesen Horizont sehen auch einige seiner bedeutenden Fachkollegen, wenn auch aus z. T. verschiedener Perspektive:

C. G. Jung hat schon viele Jahre zuvor die Neurose „das Leiden der Seele" genannt, „die ihren Sinn nicht gefunden hat"[19]. L. Seif behauptet von der Neurosentherapie: „Ausgangspunkt und Ziel der Arbeitsgemeinschaft von Arzt und Patienten zur Heilung der Neurose ist die Frage nach dem Sinn des Lebens"[20]. M. Scheler sieht das „Heil" des Menschen in der Verwirklichung seiner „höchstmöglichen Werte"[21]. I. H. Schultz spricht von den „höheren Existentialwertschichten" des Menschen und sagt: „Wer dort beheimatet ist, kann leiden, ohne krank, ohne neurotisch zu werden"[22]. Für R. Siebeck ist Psychotherapie die Erziehung des Patienten zu einer eigenständigen Persönlichkeit[23], die nur dann erreicht werde, wenn die Sinnfrage Leitfrage im Gespräch zwischen Arzt und Patient sei[24]. Und Frankls Lehrer R. Allers bringt die Aufgabe der Psychotherapie auf die Formel, die auch zur Formel der Logotherapie wird: Sie ist „Erziehung zur Anerkennung der Verantwortlichkeit"[25]. Und in diesen Chor der nach Verantwortlichkeit, Sinn und Werten rufenden Psychotherapeuten stimmt Frankl ein: „Wo ist jene therapeutisch interessierte Psychologie, die diese höheren Schichten (von denen Schultz

---

[18] Ebd.

[19] C. G. Jung: Über die Beziehung der Psychotherapie zur Seelsorge. In: Ges. Werke. Bd. XI. 1963. S. 358.

[20] Zitat entnommen: Frankl: Seelenärztliche Selbstbesinnung. S. 73. — Frankl verzichtet häufig auf die Quellenangabe der von ihm verwendeten Zitate.

[21] Vgl. M. Scheler: Der Formalismus in der Ethik und die materiale Wertethik. Bern 1954². S. 494 ff.

[22] Zitat entnommen: Frankl: Seelenärztliche Selbstbesinnung. S. 73.

[23] Vgl. R. Siebeck: Medizin in Bewegung. Klinische Erkenntnisse und ärztliche Aufgabe. Stuttgart 1953². S. 395.

[24] Vgl. ebd.

[25] R. Allers in einem Vortrag über Psychotherapie als „Erziehung zur Anerkennung der Verantwortlichkeit". Zitat entnommen: Frankl: Seelenärztliche Selbstbesinnung. S. 74.

gesprochen hatte, Anm. v. Verf.) menschlicher Existenz in ihren Aufriß einbezöge und in diesem Sinne und im Gegensatz zum Worte von der ‚Tiefenpsychologie' den Namen Höhenpsychologie verdiente? Wo ist, mit anderen Worten, jene Theorie vom schlechthin seelischen und im besonderen vom neurotischen Geschehen, die über den Bereich des Psychischen hinausgehend die gesamte menschliche Existenz, in all ihrer Tiefe und Höhe, berücksichtigte und demgemäß als Existenzanalyse bezeichnet werden könnte?[26]" Frankls Frage ist, als er sie stellt, bereits beantwortet — von ihm selbst. In seiner 1938 erschienenen Arbeit „Zur geistigen Problematik der Psychotherapie", in der er diese Fragen stellt, legt er die Grundgedanken der „Existenzanalyse" dar[27], ebenso deren therapeutische Ausgestaltung, die „Logotherapie"[28]. Den ersten Entwurf seiner „Höhenpsychologie" — diesen Begriff gebraucht er später nur selten — veröffentlicht er sogar schon einige Monate später in seinem Aufsatz „Seelenärztliche Selbstbesinnung"[29]. Und darin stellt er auch schon die Frage, mit deren Beantwortung seine Logotherapie steht und fällt. Frankl denkt über das Problem nach, wie denn — wenn das Geistige in die Psychotherapie einbezogen werde — Hilfe zur Sinnfindung möglich sei, ohne daß dem Patienten ein weltanschauliches Oktroi seitens des Arztes auferlegt werde, und sagt: „Hier aber hebt in einem auch schon die eigentliche Wertproblematik an. Denn nunmehr fragt es sich, wer den Sinn des Lebens — denn um nicht mehr und nicht weniger handelt es sich ja jetzt — zu bestimmen, wer den Weg zu weisen die Fähigkeit, ja vorerst überhaupt einmal auch nur das Recht habe! Wenn uns Nervenärzten in unserer täglichen Praxis die ganze geistige Not und weltanschauliche Richtungslosigkeit unserer Kranken aufgedrängt wird — sind wir befugt und berufen, da zu helfen? Überschreiten wir dann nicht unsere Kompetenz als Ärzte? Verwischen wir dann nicht die Grenze zwischen Seelenarzt und Seelsorger? — Wer die Dringlichkeit und Schwierigkeit dieser Fragen kennt, und zwar in ihrer konkreten Gestalt des Alltags unserer Sprechstunden, der weiß um die Wichtigkeit einer Leitlinie, die allgemeingültig vermöchte, dem um den

---

[26] Frankl: Zur geistigen Problematik. S. 36.
[27] Ebd. S. 36 ff.
[28] Ebd. S. 42 ff.
[29] Frankl: Seelenärztliche Selbstbesinnung. S. 73 f.

seelisch leidenden und geistig ringenden Kranken bekümmerten und bemühten Psychotherapeuten ein sauberes und faires Handeln zu ermöglichen"[30]. Diesem Kernproblem der Logotherapie wird unsere besondere Aufmerksamkeit gelten.

Im August 1939 erscheint in der „Schweizerischen Medizinischen Wochenschrift" Frankls Aufsatz „Philosophie und Psychotherapie", der den Untertitel trägt: „Zur Grundlegung einer Existenzanalyse"[31]. Diese Arbeit stellt eine prägnante Zusammenfassung seines Neuansatzes dar, sie ist zugleich die Summe eines für den individualpsychologischen Hirzel-Versag verfaßten Buches, das dieser aber im Hinblick auf die neue Konzeption nicht verlegen wollte[32]. Das Vorwort dazu hatte O. Schwarz geschrieben und erklärt, es würde für die Geschichte der Psychotherapie das gleiche bedeuten wie Kants „Kritik der reinen Vernunft" für die Philosophie[33].

Mit den drei zuletzt genannten Arbeiten sind die Themen der Existenzanalyse und Logotherapie eingeführt, alle weiteren Arbeiten sind deren Variationen. Und es wird sich zeigen, daß diese Variationen streng aufs Thema bezogen bleiben, das lautet: „Der Mensch auf der Suche nach Sinn"[34].

Das „Experimentum crucis" seiner Lehren waren für Frankl die drei Jahre, die er in vier Konzentrationslagern, darunter in Auschwitz, verbrachte[35]. Sie bedeuteten für ihn eine existentielle Verifizierung, eine „Empirie im weitesten Wortsinn"[36]. Sie demonstrierten ihm in aller Deutlichkeit, daß der Mensch seine Menschlichkeit verliert, der den Sinn seines Lebens verliert; sie vergegenwärtigten ihm aber auch, daß k e i n menschliches Leben seinen Sinn zu verlieren braucht — unter k e i n e n Umständen[37]. 1945 diktiert er in neun Tagen sein Buch „Ein Psycholog

---

[30] Ebd. S. 73.

[31] V. E. Frankl: Philosophie und Psychotherapie. In: Schweiz. med. Wschr., 69 (1939). S. 707—709.

[32] Vgl. Frankl: Selbstdarstellung. S. 185.

[33] Ebd.

[34] So der gleichlautende Titel des bereits zitierten Buches: Frankl: Der Mensch auf der Suche nach Sinn.

[35] Vgl. Frankl: Selbstdarstellung. S. 193 f.

[36] Ebd. S. 193.

[37] Ebd.

erlebt das Konzentrationslager"[38], das in den USA in Millionenauflage erscheint und an einigen Universitäten zur Pflichtlektüre gemacht wird[39]. In den folgenden Jahren verfaßt er seine „metaklinischen" Schriften[40], in denen er sein Gedankengut der Vorkriegszeit entfaltet und systematisiert. Mitte dieser Schriften ist der Mensch als geistige Existenz, bezogen auf Sinn und Werte. In der Folgezeit sehen wir Frankl weniger beschäftigt mit anthropologischen Grundfragen. Seine Konzentration gilt zunehmend dem Erfassen und Beschreiben der durch den Reduktionismus verursachten Folgen des Sinnmangels und der Frage nach deren adäquater Therapie. 1952 spricht er zum ersten Male in einer Arbeit von der Möglichkeit einer „Noogenese" der Neurose[41], und drei Jahre später führt er in seinem Aufsatz „Indikationen der existenzanalytischen Logotherapie" den Begriff „Noogene Neurose" in die Psycho- und Logotherapie ein[42]. Bis in die Gegenwart hinein ist weiterhin sein Thema primär die durch Sinnmangel verursachte „existentielle Frustration" der Menschen unserer Zeit. Wenn auch die anthropologische Grundlagenforschung bei Frankl zurückgetreten ist, so bedeutet das in seiner Sicht keinesfalls eine geringere Einschätzung der metaklinischen Perspektive. Er baut vielmehr

---

[38] V. E. Frankl: Ein Psycholog erlebt das Konzentrationslager. Wien 1946/1947.

[39] Frankl: Selbstdarstellung. S. 196.

[40] Dazu gehören vor allem: V. E. Frankl: Ärztliche Seelsorge. Wien 1971[8]. — V. E. Frankl: Der unbewußte Gott. Wien 1948. — V. E. Frankl: Der unbedingte Mensch. Wien 1949. — V. E. Frankl: Homo patiens. Wien 1950. — Die beiden letztgenannten Arbeiten sind wiederabgedruckt in: V. E. Frankl: Anthropologische Grundlagen der Psychotherapie. Bern/Stuttgart/Wien 1975. — In dritter Auflage und um einige Beiträge ergänzt, erschien inzwischen auch: V. E. Frankl: Der unbewußte Gott. München 1974[3]. — Soeben erschien die verbesserte Neuausgabe der achten Auflage: V. E. Frankl: Ärztliche Seelsorge. München 1975.

[41] V. E. Frankl: Dimensionen des Menschseins. In: Jb. f. Psychol. u. Psychoth., 1 (1952/53). S. 186.

[42] V. E. Frankl: Indikationen der existenzanalytischen Logotherapie. In: Wien. Archiv f. Psychol., Psychiatrie u. Neurologie, 5 (1955). S. 130.

[43] Vgl. V. E. Frankl: Die Psychotherapie in der Praxis. Wien 1961[2]. S. VIII. — Die dritte, erweiterte und neu bearbeitete Auflage dieses Buches erschien 1974. Die verhältnismäßig umfangreiche „Einleitung" der Neuauflage beschreibt den gegenwärtigen Stand der existenzanalytischen Logotherapie in Theorie und Praxis.

auf seine anthropologischen Forschungen auf und setzt sie bei seiner gegenwärtig stärker logotherapeutisch bestimmten Phase voraus[43].

Zurück tritt in den neueren Arbeiten auch seine Auseinandersetzung mit dem Psychologismus, den er seit längerer Zeit auch aus anderen Lagern der Psychologie angegriffen sieht, so z. B. von C. R. Rogers, der das vorgefaßte Menschenbild der Freudschen Analyse erkannte[44], oder auch von H.-J. Eysenck, der die psychoanalytische Trieblehre als experimentell und klinisch unbeweisbar erklärte[45]. So sieht Frankl heute die Position der Existenzanalyse und Logotherapie weniger als Opposition gegen den Psychologismus, sondern mehr als Beitrag „zur Rehumanisierung der Psychotherapie“[46]. Worum es letztlich in dieser Rehumanisierung geht, hat er noch kürzlich im Vorwort zur französischen Ausgabe seines Buches „Das Menschenbild der Seelenheilkunde“ so umrissen: „Woher immer die Erneuerung der Psychoanalyse im besonderen und, in einem damit, die Vervollständigung der Psychotherapie im allgemeinen kommen mag — sie wird sich in erster Linie bemühen müssen um eine Vervollständigung des Menschenbildes der Psychotherapie, ihrer anthropologischen Grundlagen. Und in dieser Beziehung wird sie vor allem versuchen müssen, den Menschen in seiner Ganzheit in den Blick zu bekommen“[47]. Das Wesen aber dieses homo totus ist: „Der Mensch auf der Suche nach Sinn“.

---

[44] Vgl. Frankl: Der Mensch auf der Suche nach Sinn. S. 34. — Vgl. dazu C. R. Rogers: Die nicht-direktive Beratung. Counseling and Psychotherapy. München 1972. S. 36.

[45] Vgl. H.-J. Eysenck u. S. Rachman: Neurosen — Ursachen und Heilmethoden. Berlin 1970[3]. S. 21.

[46] Frankl: Der Mensch auf der Suche nach Sinn. S. 33.

[47] Ebd. S. 31.

## II. Die Voraussetzungen der Existenzanalyse und Logotherapie

Um den geistesgeschichtlichen Hintergrund begreifen zu können, von dem aus Frankls Weg von der Psychoanalyse über die Individualpsychologie zur Existenzanalyse und Logotherapie und deren Zentralthema, der Sinn- und Wertproblematik, ermöglicht wurde, ist ein Überblick über die Geschichte der psychologischen und medizinischen Anthropologie und ihres Ringens um das „ganze“ Bild des Menschen unerläßlich. Die Frage nach dem „ganzen“ Menschen wurde zwar — wie von Frankl — aus den Erfahrungen der Praxis heraus gestellt, die Antworten darauf wurden jedoch wesentlich mit Hilfe der zeitgenössischen Philosophie gefunden. Ihre Bedeutung für die Entfaltung der anthropologischen Frage — im besonderen für die Psychologie und deren Therapie — kann kaum überschätzt werden[1].

### 1. *Die Wiederentdeckung der menschlichen Person in Psychologie und Medizin*

So wie der Erste Weltkrieg für die Geschichte der Theologie einen entscheidenden Einschnitt bedeutete, so vollzog sich mit ihm auch im Bereich der Medizin eine bedeutsame Wende. So wie in der Theologie die herkömmliche Weise des Redens von Gott in Frage gestellt wurde, so wurde auch in der Medizin das Reden vom Menschen wieder fragwürdig, insbesondere das weiter Kreise der zweiten Psychotherapeuten-Generation. Das, was ihnen zum Problem wurde, hat G. Bally rückschauend so formuliert: „Im psychotherapeutischen Sektor der Medizin ist in den letzten Jahrzehnten etwas Entscheidendes geschehen, das das

[1] Vgl. zum geistesgeschichtlichen Hintergrund der existenzanalytischen Logotherapie: H. Binder: Die menschliche Person. Eine Einführung in die medizinische Anthropologie. Bern/Stuttgart 1964. — P. Christian: Das Personverständnis im modernen medizinischen Denken. Tübingen 1952. — V. E. Freiherr v. Gebsattel: Gedanken zu einer anthropologischen Psychotherapie. In: Grundzüge der Neurosenlehre. Bd. II. 1972. S. 779—815. — F. Hartmann: Ärztliche Anthropologie. Bremen 1973. — M. Korger und P. Polak: Der geistesgeschichtliche Ort der Existenzanalyse. In: Hdb. der Neurosenlehre u. Psychoth., Bd. III. 1959. S. 632—662. — D. Rössler: Der ganze Mensch. Göttingen 1962.

Wesen der Medizin neu zum Problem gemacht hat. Die Begegnung mit den sogenannten Neurosen führte nämlich zur Erkenntnis, daß der Wunsch, gesund zu werden, beziehungsweise die Aufgabe, Krankheiten zu erkennen und zu heilen, einen Hintergrund hat: Nämlich den Wunsch des Leidenden nach einer sinnvollen Existenz und die Aufgabe des Arztes, seinen Patienten auf diesem Wege zu begleiten und ihm beizustehen"[2].

Als gegen Ende des 19. Jahrhunderts das medizinische Denken revolutioniert wurde durch Freuds Erschließung des weiten Bereiches der Neurose, als sich ihm in der Hysterie Krankheitserscheinungen zeigten, die, trotz ihrer organischen Phänomene, offenbar nicht organisch verursacht waren, kam es trotz dieser Entdeckung nicht zu einer anthropologischen Grundlagenforschung. Von Gebsattel staunt über die „überzeugungstreue Selbstverleugnung, mit der Freud über das von ihm Geleistete hinweg, dem Sinn seiner eigenen Beobachtungen und Funde entgegen, am deterministischen Ideal des naturwissenschaftlichen Logos sogar im seelischen Bereich gläubig festhielt mit einer Treue, die das seinen Entdeckungen entsprechende Wesensbild vom Menschen und vom Sinn seiner Existenz nicht aufkommen ließ"[3], so daß er sogar formulieren konnte: „Im Moment, da man nach Sinn und Wert des Lebens fragt, ist man krank ..."[4]. Zeit seines Lebens blieb Freud dem ausschließlich naturwissenschaftlich orientierten Denken verhaftet, obwohl gerade er es gewesen war, der mit seiner Entdeckung des Unbewußten die Frage nach dem Wesen des Menschen und dem Sinn seiner Existenz neu ausgelöst hatte[5].

Verständlich wird diese Inkonsequenz Freuds allerdings, wenn man sich den geistesgeschichtlichen Ort der Entstehung der Psychoanalyse vergegenwärtigt: Es ging seinen progressiven Zeitgenossen um die praktische Beherrschung der Welt für die menschlichen Ziele und Zwecke und damit

---

[2] G. Bally: Ordnung und Ursprünglichkeit. Zuwendung und Ziel. In: Der leidende Mensch. Hg. v. A. Sborowitz. Wege der Forschung. Bd. X. Darmstadt 1969. S. 17.

[3] v. Gebsattel: Gedanken. S. 780.

[4] S. Freud: Briefe 1873—1939. Frankfurt a. M. 1960. S. 429.

[5] Vgl. z. B. S. Freud: Allgemeine Neurosenlehre (1917 [1916—1917]). 17. Vorlesung: Der Sinn der Symptome. In: Vorlesungen zur Einführung in die Psychoanalyse Und Neue Folge. Bd. I. Frankfurt a. M. 1969. S. 258 ff.

zugleich um die Entwicklung des Wissens, das diesem Ziele diente. Es waren die „positiven" Wissenschaften, die dieses Wissen bereitzustellen schienen. So ließ sich auch Freud bestimmen durch das positivistische Denken, von dem allein her — und nicht von metaphysischen und apriorischen Setzungen — er das Wesen des Menschen meinte beschreiben zu müssen. Deshalb zeigte er für die Versuche einer philosophischen Grundlagenanalyse, wie sie z. B. sein Zeitgenosse und Landsmann E. Husserl unternahm, keinerlei Verständnis. In einem Brief an L. Binswanger macht Freud deutlich, daß seiner Überzeugung nach die Möglichkeit einer Beschreibung des menschlichen Wesens allein in naturalistischen Kategorien nur noch eine Frage der Zeit sein werde: „Ich habe mich immer nur im Parterre und Souterrain des Gebäudes aufgehalten. Sie behaupten, wenn man den Gesichtspunkt wechselt, sieht man auch ein oberes Stockwerk, in dem so distinguierte Gäste wie Religion, Kunst und andere hausen. Sie sind nicht der einzige. Die meisten Kulturexemplare des Homo naturalis denken so. Sie sind darin konservativ, ich bin revolutionär. Hätte ich noch ein Arbeitsleben vor mir, so getraute ich mich, auch jenen Hochgeborenen eine Wohnstatt in meinem niedrigen Häuschen anzuweisen. Für die Religion habe ich es schon gefunden, seitdem ich auf die Kategorie ‚Menschheitsneurose' gestoßen bin"[6].

Freuds große Schüler C. G. Jung und A. Adler sagten sich zwar früh von ihrem Meister los — für Jung gewann der religiöse, für Adler der gesellschaftliche Aspekt des Menschen Priorität — dennoch blieben sie nach Meinung zahlreicher Vertreter der personalistisch orientierten Psychotherapie dem „wissenschaftsdogmatischen Stadium der Psychotherapie" verhaftet, dem „Eingeschworensein auf Wissenschaftlichkeit", der „Meinung, die anthropologischen Spezifika in strengen Theorien einfangen und dann von ihnen aus den Kranken in objektivierender Haltung gesundmachen zu können"[7].

Daß sich der Mensch aber nicht auf eine einheitliche Gesetzmäßigkeit psychischer Kräfte reduzieren lasse, war die tägliche Erfahrung weiter Kreise der zweiten Psychotherapeuten-Generation. Diese Erkenntnis hatte allerdings schon vor ihr der Heidelberger L. v. Krehl formuliert: „Krankheiten als solche gibt es nicht, wir kennen nur kranke Menschen.

---

[6] Brief vom 8. X. 1936; L. Binswanger: Erinnerungen an Sigmund Freud. Bern 1956. S. 115.

[7] Der leidende Mensch. S. VIII.

Wenn wir die Krankheiten des Menschen erforschen, so beschreiben wir den Ablauf eines Lebensvorganges am einzelnen Menschen, d. h. wir beschreiben die Beschaffenheit des Menschen, an dem, die Bedingungen, unter denen und die Art und Weise, wie jener Vorgang abläuft. Damit ist schon gesagt, daß für uns nicht der Mensch als solcher (auch den gibt es nicht), sondern der einzelne kranke Mensch, die einzelne Persönlichkeit in Betracht kommt“[8]. Die Erkenntnis, daß Krankheit zu begreifen sei als ein Kranksein des Menschen, und zwar des Menschen in seiner Einmaligkeit und Unverwechselbarkeit, gab den entscheidenden Anstoß zur anthropologischen Grundlagenforschung im Bereich der Medizin und später der Psychologie.

Von Krehls Schüler V. von Weizsäcker übertrug Freuds Erkenntnis, daß das psychische Erleben maßgebend sei für die Genese von Neurosen, auf den somatischen Bereich. Fragte Freud nach dem „Sinn“ von Neurosen, so fragte von Weizsäcker darüber hinaus nach dem „Sinn“ organischer Leiden. Deshalb bemühte er sich, den Sinn, der seiner Meinung nach in einem organischen Leiden symbolhaft zum Ausdruck kommt, durch eine Erhellung der besonderen biographischen Situation zu ergründen. War für Freud das Sinnproblem erklärbar innerhalb der Grenzen naturalistischer Kategorien, so sah von Weizsäcker die Einführung des „Subjekts“ in die Medizin als notwendige Voraussetzung für die Möglichkeit, den Sinn der Leiden verstehen zu können. Deshalb forderte er, das Krankheitsgeschehen — zumindest in der Intention — nicht vom Arzt, sondern vom Patienten her zu sehen, sich in dessen pathische Existenz hineinzuversetzen, mit ihm solidarisch zu sein, m. a. W. ihn nicht zum Objekt zu reduzieren, ihn vielmehr als Subjekt in seiner Einmaligkeit und Unverwechselbarkeit wahrzunehmen[9]. Die Veränderung der Arzt-Patient-Beziehung durch die Einführung des „Subjekts“ in den Gesamtbereich der Medizin beschreibt F. Hartmann so: „Anthropologisches Denken erinnert ... den Arzt daran, daß er beim Übergang von Wissenschaft zu Praxis seinem Denken und Handeln Wesentliches hinzufügt: Der erkennende Beobachter wird zum entscheidenden Handelnden; sein Objekt ist sein Subjekt; das Subjekt des Arztes wird im Akt der notwendigen Reflexion über seine eigenen Veränderungen und seine Wir-

[8] L. v. Krehl: Entstehung, Erkennung und Behandlung innerer Krankheiten. Leipzig 1930[13]. 1. Teil. S. 24.

[9] Vgl. V. v. Weizsäcker: Natur und Geist. Göttingen 1955[2]. S. 51 ff.

kungen auf den Kranken zu einem Objekt. Die Frage nach Sinn und Wert ist unausweichlich"[10].

1925 charakterisiert O. Schwarz im Vorwort zu einem Sammelband, der den Titel trägt: „Psychogenese und Psychotherapie", die geistige Situation seiner Zeit; es ist das Jahr, in dem Frankl zum ersten Mal die unabdingbare Beziehung von Psychotherapie und Philosophie formuliert und das Sinn- und Wertproblem als ein Konstituens der Psychotherapie erkennt. Schwarz schreibt: „Die geistige Haltung in unserer Zeit zeigt einen unverkennbaren Zug: Man kann ihn in der Abwendung vom Materiellen zum Ideellen, vom Rationalen zum Emotionalen, von der verstandesmäßigen zur intuitiven Erkenntnis erblicken oder in der veränderten Wertschätzung des Qualitativen vor dem Quantitativen, des Expressionismus gegenüber dem Naturalismus, der Demokratie vor der Aristokratie erkennen — das Gemeinsame aller dieser anscheinend so heterogenen Erscheinungen ist die Tendenz zur ‚Totalisierung', d. h. zur Anerkennung und Erfassung von Ganzheiten. Auf die Periode der Analyse und summenhaften Konkretion folgt jetzt der Versuch einer Synthese ..."[11]. Die neue Sicht des Menschen tritt dann deutlich hervor in der 1929 erschienenen „Medizinischen Anthropologie" von O. Schwarz, in der er die Geistbestimmtheit der Person herausstellt.

Möglich wurde die Beschreibung der Person durch den Geistbegriff und ihr Ausgerichtetsein auf Sinn und Werte durch die philosophische Richtung der Phänomenologie E. Husserls und M. Schelers. Scheler ist im besonderen der geistige Vater Frankls und seiner Anthropologie geworden. Deshalb gilt ihm, wenn wir nach den Voraussetzungen der Existenzanalyse und Logotherapie fragen, unser besonderes Interesse.

### 2. *Die philosophischen Voraussetzungen der Existenzanalyse und Logotherapie: die Person- und Wertlehre M. Schelers*

Daß die grundsätzliche Überwindung des Psychologismus für den psychotherapeutischen Bereich gelingen und damit dem Geistigen im Rahmen der Psychotherapie Geltung verschafft werden konnte, ist im wesentlichen das Verdienst der Phänomenologie und der auf sie aufbauenden Existenzphilosophie. Daß aber die Phänomenologie, jene um

---

[10] F. Hartmann: Ärztliche Anthropologie. S. 285 f.

[11] O. Schwarz. Zitat entnommen: Hartmann, F.: Ärztliche Anthropologie. S. 276 f.

die Jahrhundertwende von E. Husserl entwickelte antipsychologistische Richtung der Philosophie, diese Bedeutung für die Entfaltung der anthropologischen Frage in der Psychotherapie gewann, verdankt sie M. Scheler, der Husserls Grundkonzeption auf die verschiedensten Bereiche der Philosophie übertrug, so im besonderen auf die Anthropologie und Ethik. Während Binswanger seine „Daseinsanalyse"[12] vor allem auf Grund seines Studiums der Heideggerschen Fundamentalontologie entwickelte — Heidegger seinerseits hatte im Anschluß an seine Beschäftigung mit Husserls Phänomenologie in „Sein und Zeit" den in der Phänomenologie sich vollziehenden Rückgang „zu den Sachen selbst" zur Frage nach dem „Sinn von Sein"[13] radikalisiert —, orientierten sich von Gebsattel — er kreierte die „Anthropologische Psychotherapie"[14] — und Frankl primär an Scheler. Deshalb wollen wir den weiteren Rahmen der Beziehungen zwischen der Philosophie und der Psychotherapie nicht nachzeichnen und uns jetzt Scheler zuwenden, dessen Werk allerdings nur von Husserl her verstehbar ist.

### *a) Die Basis der philosophischen Anthropologie*

In den „Logischen Untersuchungen"[15] wendet Husserl sich gegen die von ihm als „Anthropologismus"[16] und „Wertsubjektivismus"[17] gekennzeichnete psychologistische Logik und bestreitet deren These, die Gültigkeit logischer Sätze sei abhängig von psychischen Akten des Denkens oder Urteilens[18]. Ihm zufolge sind Begriffe, Schlüsse, Wahrheiten, d. h. die Gesetze der Logik nicht identisch mit den Vorgängen im denkenden Bewußtsein, sie sind Sätze an sich, zeit- und raumlose Wahrheiten und deshalb unabhängig von den psychischen Akten des Menschen. Daraus folgt, daß die dem Erkennen des Psychischen entsprechenden Kategorien k e i n e Geltung haben für die ideellen Wesenheiten des „idealen Seins"[19]. Beide Bereiche haben ihren eigenen Erkenntniszugang.

---

[12] L. Binswanger: Daseinsanalytik und Psychiatrie. In: Ausgewählte Vorträge und Aufsätze. Bd. II. Bern 1955 d. S. 279.

[13] M. Heidegger: Sein und Zeit. Tübingen 1953⁷. S. 5.

[14] v. Gebsattel: Gedanken. S. 779.

[15] E. Husserl: Logische Untersuchungen. Bd. I—II. Halle 1913².

[16] Husserl: Untersuchungen. Bd. I. S. 115 bzw. 119.

[17] Vgl. ebd. S. 114.

[18] Vgl. ebd. S. 69.

[19] Husserl: Untersuchungen. Bd. II. S. 126.

Die Differenzierung dieser Erkenntniskategorien, die Scheler auf die anthropologische und ethische Frage übertrug, verschaffte Frankl die Möglichkeit, die immanentistische Betrachtungsweise der Psychologisten zu überwinden und versetzte ihn zugleich in die Lage, die „Dimension des spezifisch Humanen"[20], den Bereich des Geistigen nicht nur nicht „erklären" oder gar ausklammern zu müssen, sondern ihn — dank der phänomenologischen Methode — „verstehen"[21] und für die Therapie fruchtbar machen zu können. Wir ahnen jetzt bereits, welche Schwierigkeiten eine Psychologie und deren Therapie haben wird, deren Konzeption von der eben beschriebenen Prämisse ausgeht. Will sie einerseits auf dem Boden ihrer wissenschaftlichen Disziplin bleiben, andererseits aber den ihr gesteckten Rahmen hinter sich lassen und weit ins philosophische Feld vorstoßen, dann wird sie sich rasch den Vorwurf der wissenschaftlichen Grenzüberschreitung von der einen oder der anderen Seite zuziehen, wenn sie nicht die Notwendigkeit und Möglichkeit ihres empirischen u n d philosophischen Vorgehens deutlich machen kann.

Zurück zu Husserl — die „Phänomene"[22], um die es der Phänomenologie geht, sind also nicht die Objekte der empirischen, naturwissenschaftlichen Forschung, sondern die ideellen Wesenheiten. Wie können deren Wahrheiten erkannt werden?

Die entscheidende Voraussetzung dafür sieht Husserl in der V o r a u s s e t z u n g s l o s i g k e i t des Denkens. Das heißt: Das philosophische Forschen hat sich aller v o r g ä n g i g e n Theorie, jedem Versuch, theoretisch-konstruktiv das unmittelbar Gegebene zu erklären oder

---

[20] V. E. Frankl: Der Wille zum Sinn. Bern/Stuttgart/Wien 1972. S. 138.

[21] Vgl. Frankl: Der unbewußte Gott. S. 74 f. — Zur Frage nach dem „Verstehen" menschlicher Existenz vgl. in diesem Zusammenhang vor allem E. Spranger: Lebensformen. Geisteswissenschaftliche Psychologie und Ethik der Persönlichkeit. Halle 1930$^7$. S. 3 ff. Spranger nahm den Verstehensbegriff seines Lehrers W. Dilthey auf und entwickelte ihn weiter zur geisteswissenschaftlichen Psychologie, die er dem analytisch-deskriptiven Verfahren der naturwissenschaftlichen Psychologie gegenüberstellte. — Vgl. dazu weiter J. Linschoten: Die Unumgänglichkeit der Phänomenologie. In: Jb. f. Psychol., Psychoth. u. med. Anthropol., 10 (1963). S. 177—185. Und: Ch. Bühler u. R. Ekstein: Anthropologische Resultate aus biographischer Forschung. In: Psychologische Anthropologie. Hg. v. H.-G. Gadamer und P. Vogler. Neue Anthropologie. Bd. 5. Stuttgart 1973. S. 380 f.

[22] E. Husserl. Die Idee der Phänomenologie. The Hayne 1950. S. 44 f.

zu vereinheitlichen, zu enthalten. Vor aller Theoretisierung des zu Erforschenden, vor aller Differenzierung zwischen Ursprünglichem und Abgeleitetem, zwischen Ursache und Wirkung liegt das konkrete Erlebnismaterial der Gegebenheiten, der „Phänomene". Ihrer wird die naturalistische Anthropologie nicht ansichtig. Ausgehend von dem Axiom, der Mensch sei Naturwesen, muß sie mit den ihr entsprechenden Erkenntniskategorien auch Seelisches und Geistiges als Ausdruck der Natur beschreiben[23].

Die Phänomenologie Husserls dagegen will das Phänomen „weder erkenntnistheoretisch als ‚Erscheinung' von etwas anderem ableiten noch zur ‚Tatsache' in einem wissenschaftlichen Erklärungszusammenhang einengen, sondern versucht, das Phänomen als ‚es selbst' zum Gegenstand strenger Forschung zu erheben: Die im Zeitfluß sich wandelnden Erlebnisse des ‚Bewußtseinsstroms' werden, insofern sie sich als Bewußtsein von etwas (als ‚intentional') ausweisen, zu Gegenständen innerer Anschauung gemacht"[24].

Die phänomenologische Methode fordert, zunächst „alles und jedes, das in den aufmerkenden Bewußtseinsblick"[25] tritt, genauso zu nehmen, wie es sich in seiner „Evidenz"[26] zeigt. Danach sind „systematisch Begriffe zu fixieren, welche jenes Gegebene als solches, im Wie seiner Gegebenheit, beschreiben" können: „in streng ‚deskriptiven' Begriffen, als aus ‚reiner Intuition' dieser Gegebenheiten geschöpften"[27]. Ihr Ziel ist die „Wesensschauung"[28] der Phänomene.

Husserl selbst hat in späteren Jahren einmal gesagt, die intentionale Phänomenologie habe den Geist als Geist zum Feld systematischer Erfahrung und Wissenschaft gemacht und damit die totale Umstellung der Erkenntnis bewirkt[29]. Und Scheler war es, fügen wir hinzu, der Husserls wertvolle „Laborerkenntnisse" dem Menschen dienstbar machte[30].

---

[23] Vgl. Husserl: Untersuchungen. Bd. II. S. 119.

[24] Lexikon für Theologie und Kirche. Stichwort „Phänomen". Hg. v. J. Höfer und K. Rahner. Bd. VIII. Freiburg 1963.

[25] Husserl: Untersuchungen. Bd. II. S. 119.

[26] Husserl: Idee der Phänomenologie. S. 59 bzw. 190.

[27] Lexikon für Theol. u. Kirche. Stichwort „Phänomen".

[28] E. Husserl: Gesammelte Werke. Den Haag 1950—1966. Bd. III. S. 18.

[29] Vgl. Husserl: Gesammelte Werke. Bd. VI. S. 346 f.

[30] Vgl. auch W. E. Mühlmann: Geschichte der Anthropologie. Frankfurt a. M./Bonn 1968². S. 173.

### *b) Die Personlehre Schelers*

Mitte der phänomenologischen Anthropologie Schelers, den Stöhr in seiner Philosophiegeschichte „eine der stärksten Persönlichkeiten des deutschen Geisteslebens dieses Jahrhunderts"[31] nennt, ist die Frage nach dem Verhältnis von Geist und Trieb, von Freiheit und Bedingtheit der menschlichen Person. Und diese Problematik, die Spannung zwischen „Faktizität" und „Fakultativität"[32] menschlichen Seins, ist Mitte auch der existenzanalytischen Theorie. Um die dieses Problem umkreisenden Fragen beantworten zu können, ist Frankl bei Scheler in die Schule gegangen; er hat aber, wie alle guten Schüler, seinem Meister dadurch gedankt, daß er seine eigenen Antworten fand. Auf dem Wege zur endgültigen Konzeption der Existenzanalyse lernt Frankl allerdings auch von N. Hartmann und M. Heidegger — wir werden auf diese Beziehungen noch zu sprechen kommen.

Das, was für Scheler den Menschen zur Person macht, was seine Sonderstellung gegenüber dem Bereich des Organischen kennzeichnet, sind nicht seine psychischen Funktionen und Fähigkeiten, etwa Intelligenz und Wahlfähigkeit, ist auch nicht eine neue Wesensstufe des Psychischen[33]. Das entscheidende Wesensmerkmal des Menschen ist vielmehr „ein allem und jedem Leben überhaupt, auch dem Leben im Menschen entgegengesetztes Prinzip": der „Geist"[34]. Weil der Mensch Geist hat, ist er Person. „Geist" im Sinne Schelers meint auch das, was die griechische Philosophie „Vernunft" nannte, umfaßt aber darüber hinaus „auch eine bestimmte Art der ‚Anschauung', die von Urphänomenen oder Wesensgehalten, ferner eine bestimmte Klasse volitiver und emotionaler Akte wie Güte, Liebe, Reue ..."[35].

Was ist das Charakteristische des Geistes? Geist bedeutet „existentielle Entbundenheit vom Organischen, seine Freiheit, Ablösbarkeit ... von dem Bann, von dem Druck, von der Abhängigkeit vom

---

[31] H. J. Störig: Kleine Weltgeschichte der Philosophie. Stuttgart 1963. S. 504.

[32] V. E. Frankl: Grundriß der Existenzanalyse und Logotherapie. In: Grundzüge der Neurosenlehre. Bd. II. S. 677 bzw. 679.

[33] Vgl. M. Scheler: Die Stellung des Menschen im Kosmos. München 1947. S. 38.

[34] Ebd. S. 38 f.

[35] Ebd. S. 39.

Organischen, vom ‚Leben' und allem, was zum Leben gehört ...“[36]. Als geistige Person kann der Mensch Abstand nehmen von der Welt und von sich selbst. Er ist ein „Neinsagenkönner“, ein „Asket des Lebens“, der „ewige Protestant gegen alle bloße Wirklichkeit“[37] und kann sich dem Leben gegen über frei verhalten. Er „hat ‚Welt' “, ist „weltoffen“, hat „Gegenstände“ und kann das Leben in Frage stellen. Als geistige Person kann der Mensch seine eigene physische und psychische Beschaffenheit ebenso vergegenständlichen wie die ihm vorgegebene Umwelt[38].

Nicht zu vergegenständlichen, „gegenstandsunfähig“ ist demgegenüber die geistige Person selbst. Sie kann, da sie „nur existiert und lebt im Vollzug intentionaler Akte“[39], nie selbst Gegenstand eigener oder fremder empirischer Forschung sein, sie ist dem naturwissenschaftlichen Blick entzogen. Verstehbar wird sie allein im Vollzug oder im Mit- und Nachvollzug ihrer geistigen Akte, allein durch die ihrem Wesen entsprechende Weise des Verstehens: die Liebe, jene „höchste Stufe“[40] des intentionalen Lebens.

Weil der Mensch Geist hat, ist er Person. Das bedeutet zwar nun einerseits, daß Scheler nicht den ganzen Menschen meint, wenn er von „Person“ spricht, sondern etwas an oder in ihm: das „geistige Aktzentrum“[41]. Andererseits aber ist und bleibt für ihn der Mensch zugleich ein Trieb-, Drang- und Vitalwesen, ist und bleibt er angewiesen auf die vitalen Kräfte des Psychophysischen; ohne sie bliebe der Geist „ohnmächtig“[42]. Geist und Leben sind in ständiger Spannung und bleiben aufeinander bezogen[43]. Ihren Ausgleich herbeizuführen, darin sah Scheler die Bestimmung des Menschen.

Wie kann dieser Ausgleich gelingen, was kann oder soll der Mensch tun, um ihn herbeizuführen? Wie erfährt er, was zu seiner Bestimmung führt? Antworten auf diese Fragen fand Scheler durch seine phänomenologische Analyse des Zustandekommens von Werturteilen der menschlichen Person.

---

[36] Ebd.

[37] Ebd. S. 56.

[38] Ebd. S. 39 f.

[39] Scheler: Formalismus. S. 401.

[40] Ebd. S. 274.

[41] Scheler: Stellung des Menschen. S. 64.

[42] Ebd. S. 58.

[43] Vgl. ebd. S. 65 ff.

### *c) Die Wertlehre Schelers*

Jedem Akt des Wahrnehmens liegt schon eine Wertung zugrunde: „Alles primäre Verhalten zur Welt . ., nicht nur zur Außenwelt, sondern auch zur Innenwelt, nicht nur zu andern, sondern auch zu unserem eigenen Ich, ist primär ein emotionales und wertnehmendes Verhalten“[44]. Der Mensch ist immer schon ein wertender, ein nach Werten strebender, und die Werte selbst sind apriorische Ziele unseres sittlichen Handelns. Sie sind weder identisch mit dem naturhaften Sein der „Güter“ noch mit den Akten der Psyche[45]; sie sind „Qualitäten“ eigener Art, sind für sich bestehende Wesenheiten, objektive Gegebenheiten und haben absolute Geltung. Werte sind unveränderlich, veränderlich ist allein die Erkenntnis des Menschen von ihnen und sein Verhältnis zu ihnen. Sie sind „Urphänomene, die keiner weiteren Erklärung zugänglich sind“[46].

Werterkennnis vollzieht sich weder rational noch psychisch-emotional. Werte werden erfühlt, nicht gewußt. Scheler differenziert zwischen den „zuständlichen“, seelischen, also naturhaften und den „intentionalen“ Gefühlen[47], den geistigen Akten. Und diese letzteren haben eine kognitive Funktion, nehmen Objekte außerhalb ihrer selbst wahr und erkennen Wesenheiten und Werte; sie sind das, was Pascal, auf den Scheler sich beruft, „logique du cœur“[48] genannt hat. S i e erschließen die Werte — „im fühlenden, lebendigen Verkehr mit der Welt, im Vorziehen und Nachsetzen, im Lieben und Hassen selbst, d. h. in der Linie des Vollzugs jener intentionalen Funktionen und Akte blitzen die Werte und ihre Ordnung auf!“[49]. Auch die zwischen ihnen waltende Ordnung und „Rangordnung“[50] ist logisch-rational nicht erfaßbar; sie erschließt sich nur der unmittelbaren Einsicht im (geistigen) Fühlen und Vorziehen.

Schelers Analyse des Zustandekommens menschlicher Werturteile und die sich daraus ergebenden Konsequenzen für die Wertphilosophie sind eine deutliche Absage nicht nur an den Formalismus der Kantischen Pflichtethik, der in der bloßen Form einer allgemeinen Gesetzgebung das

---

[44] Scheler: Formalismus. S. 212.
[45] Vgl. ebd. S. 269 bzw. 271.
[46] Ebd. S. 267.
[47] Ebd. S. 270 bzw. 271.
[48] Ebd. S. 268.
[49] Ebd. S. 89.
[50] Vgl. Ebd. S. 47.

Prinzip der Ethik finden will, seine materiale Wertethik ist für ihn zugleich der Schlüssel zur Psychologismus-Kritik und zur Überwindung jeder Form von Wertrelativismus und Wertsubjektivismus.

Was waren die Konsequenzen, die Frankl, der durch die Begegnung mit dem „seelischen“ Leid seiner Zeit das Ungenügen der klassischen Methoden der Psychotherapie erkannt hatte, aus seinem Studium der Schelerschen Person- und Wertlehre ziehen konnte?

aa) Wenn zwischen Seelischem und Geistigem zu unterscheiden war, dann konnten die spezifisch menschlichen Ausdrucksformen eines Patienten und seine ins Philosophische hineinreichenden Fragen, wie etwa die Frage nach dem Sinn, nicht mehr von vornherein als Ausdruck der jeweiligen Neurose oder gar Psychose gewertet werden. Dann galt es zunächst einmal, mindestens heuristisch, zu differenzieren zwischen der krankhaften Störung und der zum Ausdruck gebrachten „geistigen Not“[51].

bb) Wenn das Geistige das Personsein des Menschen konstituierte und Leib und Seele als dessen „Instrument“ zu verstehen waren, mußte dann nicht die Psychotherapie bei jeder Behandlung, wenn nicht explizit, so doch implizit das Geistige sowohl in die Diagnose als auch in die Therapie einbeziehen? Konnte es nicht sein, daß eine Neurose durch eine Desorientierung des Geistigen nicht nur ausgelöst, sondern sogar verursacht war und eine dem Geistigen entsprechende Therapie verlangte, ja, konnte nicht der Geist selbst in die Therapie einbezogen werden, war er doch von Scheler charakterisiert worden als „Neinsagenkönner“ dem Somatischen und Psychischen gegenüber?

cc) Wenn für das Verstehen der menschlichen Person naturalistische Kategorien nicht ausreichten, mußte dann nicht für die Arzt-Patient-Beziehung eine dem Personsein des Menschen entsprechende, neue Weise der Begegnung erschlossen werden? Welche Konsequenzen waren für die Psychotherapie aus der Erkenntnis zu ziehen, daß nur die Liebe, jener spezifisch geistige Akt, das Verstehen des Menschen ermöglichte?

dd) Diese Fragen liefen schließlich auf die eine Frage hinaus: Wenn der Mensch als geistige Person sich auf die Welt der Werte hin transzendierte, und wenn eine Desorientierung im Geistigen Krankheit auslösen oder gar verursachen konnte, mußte dann nicht die Psychotherapie den ihr gesteckten Rahmen sprengen und das Phänomen menschlicher Selbsttranszendenz in Theorie und Praxis thematisieren?

---

[51] Frankl: Seelenärztliche Selbstbesinnung. S. 73.

Frankl zog die Konsequenz aus seinen ihm von Scheler vermittelten neuen Einsichten und kreierte eine Psychotherapie „jenseits von Oedipuskomplex und Minderwertigkeitsgefühl"[52]; er erweiterte die Psychotherapie um eine ganze Dimension. Und seine neuen Erkenntnisse über das Wesen des Menschen und die noch ungenutzten Möglichkeiten in der Therapie, ja, die ihn in der Praxis bedrängende geistige Not, deretwegen er die Sinn- und Wertproblematik und damit die Frage nach dem Wesen des Menschen neu zu durchdenken begann, veranlaßten ihn, bis in die neueren Arbeiten hinein in nie ermüdendem „heiligen Zorn" die das Geistige verkennenden Psychologen zu attackieren, darüber hinaus aber die Wurzel der geistigen Not unserer Zeit zu ergründen und zu beschreiben.

Viele Jahre nach seiner Begegnung mit dem Werk Schelers schreibt Frankl die Sätze, die er auch schon gegen Ende der dreißiger Jahre hätte schreiben können: „Wir stehen nicht an, die Behauptung zu wagen: Eine Psychotherapie, die sich für wertfrei hält, ist in Wirklichkeit bloß wertblind. Und sie ist dann wertblind, wenn sie geist-los ist; denn so, wie es einstmals eine Psychologie ohne Seele gegeben hat, so gibt es jetzt noch eine Psychologie ohne Geist. Aber gerade die Psychotherapie muß sich vor diesem Skotom hüten, denn sie begibt sich sonst einer ihrer wichtigsten Waffen im Kampf um die seelische Gesundheit beziehungsweise Gesundung des Patienten ... Ja, es besteht die Gefahr, daß wir den Menschen korrumpieren, daß wir seinem Nihilismus in die Hände arbeiten und damit auch seine Neurose vertiefen, wenn wir ein Menschenbild an ihn herantragen, das nicht das Bild vom wahren Menschen darstellt, sondern eigentlich eine Karikatur: Wenn wir aus dem Menschen einen Homunkulus machen!"[53].

Diese programmatischen Sätze zeigen einmal die Front, gegen die Frankl seine Existenzanalyse und Logotherapie entwickelte. Sie kennzeichnen zum anderen die Richtung, in die hinein er sie entfaltete. Zum einen: Er macht Front gegen eine Psychotherapie, die, weil sie das Geistige und seine Wertbezogenheit verkennt, nicht nur u. U. den Heilungsprozeß des Patienten und sein Personsein gefährdet, sondern auch die im Geistigen gründenden therapeutischen Möglichkeiten ungenutzt läßt. Zum anderen: Er entwirft für die Psychotherapie eine Anthropologie, die dem

---

[52] Frankl: Ärztliche Seelsorge. S. 17.

[53] Frankl: Grundriß der Existenzanalyse. S. 656.

Geistigen den ihm entsprechenden Ort zuweist, von dem aus dann Konsequenzen für die Therapie zu ziehen sind.

Ehe wir nun auf Frankls Psychologismus-Kritik eingehen, werfen wir noch einen Blick auf seine Stellung im Bereich der Psychotherapie.

### *3. Frankls Stellung im Bereich der Psychotherapie*

Den Ort der Logotherapie im Bereich der therapeutischen Systeme zu bestimmen, ist schwierig. Das wird im besonderen deutlich bei der Durchsicht des primär auf den deutschsprachigen Raum ausgerichteten fünfbändigen „Handbuches der Neurosenlehre und Psychotherapie“[54], das die Eigenständigkeit Frankls im vielstimmigen Chor der anthropologischen und psychotherapeutischen Stimmen zeigt. Der Versuch, den Ort der Logotherapie in der amerikanischen Landschaft der Psychotherapie, in der sie ja eine weit größere Rolle spielt als in Europa, zu finden, fällt nicht leichter. Sie wird in den USA sowohl der humanistisch-psychologischen als auch der existentiell-psychiatrischen Richtung zugeordnet. Frankl weiß sich — im Blick auf den amerikanischen Bereich — beiden Richtungen, genauer: einzelnen Vertretern beider Richtungen verbunden; Kriterien dafür, wem er sich verbunden weiß, ist die jeweilige Interpretation des Humanum bzw. der Existenz[55].

Trotz der angedeuteten Schwierigkeiten bietet sich eine Lösungsmöglichkeit an. E. A. D. E. Carp sagt in dem genannten Handbuch: „Jede psychologische Strömung und jede Form der Psychotherapie, welche die Persönlichkeit in den Vordergrund stellt, läßt sich als personalistisch bezeichnen. Die personalistische Psychotherapie stellt das Verantwortungsproblem zentral“[56]. Ausgehend von dieser Formel sehen wir die Logotherapie der Intention nach dem personalistischen Bereich der Psychotherapie zugehörig. Innerhalb dieses Bereiches ist Frankl, trotz aller Eigenständigkeit seines Ansatzes, vor allem mit den Namen v. Gebsattel und L. Binswanger verbunden. Mit diesen Psychotherapeuten ver-

---

[54] Vgl. Handbuch der Neurosenlehre und Psychotherapie. Hg. v. V. E. Frankl, V. E. Freiherr v. Gebsattel und I. H. Schultz. Bd. I—IV. München/Berlin 1959—1961.

[55] Vgl. V. E. Frankl: Der Mensch auf der Suche nach Sinn. S. 37.

[56] E. A. D. E. Carp: Die personalistische Orientierung in der Psychotherapie. In: Hdb. d. Neurosenlehre u. Psychoth., Bd. III. 1959. S. 615.

bindet ihn einmal die Betonung des Geistigen als eines eigenständigen menschlichen Bereiches, zum anderen die damit verbundene entschiedene Wendung gegen den Psychologismus.

A. Sborowitz hat in einem Sammelband der personalistischen Psychotherapie deren Grunderkenntnis so zusammengefaßt: „Heute, scheint es, treten wir in eine neue Phase ein. Es dämmert wieder, daß der Mensch ein unergründliches Sein darstellt, daß die Unergründlichkeit geradezu zu seinem Wesen hinzugehört. Psychologie reicht so für ihn nicht aus, Anthropologie kann am Ende nicht bloß Wissenschaft sein — und Psychotherapie muß sich so schließlich auf ‚Wahrheiten' beziehen, die nur noch geglaubt und getan, nicht mehr bewiesen und manipuliert werden können. Solche ‚Wahrheiten' sind das Hingewiesensein des Menschen auf eine transzendente Macht, auf Partnerschaft überhaupt, auf innere Spontaneität und Freiheit — all das nichts, was sich mit Händen greifen ließe, und doch für unser sich vertiefendes Selbstbewußtsein das sine qua non des ‚genus anthropus', richtiger: gerade nicht des genus, sondern der einzelnen menschlichen Person"[57].

Wenn wir jetzt Frankls Psychologismus-Kritik zur Sprache bringen, sind wir uns dessen bewußt, daß sie ihm in dieser Form nur möglich war von seiner schon entfalteten existenzanalytischen und logotherapeutischen Konzeption her. Das heißt: Wir verwenden für diesen Teil der Darstellung Thesen, die erst später entfaltet werden. Um aber Frankls Einsicht in die Notwendigkeit einer Revision der klassischen Therapie zeigen und auf die Pointierungen seines Neuansatzes vorbereiten zu können, scheint uns die Einführung dieses Teiles an dieser Stelle unserer Arbeit gerechtfertigt zu sein, zumal wir bereits wesentliche Aspekte seiner Konzeption angedeutet haben.

---

[57] Vgl. Der leidende Mensch. S. VIII. — Über die personalistische Psychotherapie informiert kurz und sehr übersichtlich E. Wiesenhütter: Grundbegriffe der Tiefenpsychologie. Darmstadt 1969. S. 149—163. Wiesenhütter geht auch ein auf die Schwierigkeiten der Standortbestimmung der existenzanalytischen Logotherapie.

## III. Das reduktionistische Menschenbild als Wurzel des Sinnlosigkeitsgefühls unserer Zeit

### 1. *Die drei Formen des Reduktionismus*

Frankls Psychologismus-Kritik sieht in der „geist-losen" Psychologie und deren Therapie nicht nur eine Gefährdung des Patienten und eine Ausklammerung der durch das Geistige sich anbietenden therapeutischen Möglichkeiten, er sieht in ihr, in ihrem Psychologismus ebenso wie im Biologismus und Soziologismus die Ursache für das Sinnlosigkeitsgefühl der Menschen unserer Zeit. Diese drei Ismen sind die drei Formen des „Reduktionismus"[1], der als „gelehrter"[2] Nihilismus den „gelebten"[3] Nihilismus im Gefolge hat. Diese drei Ismen reduzieren die gesamt-menschliche Wirklichkeit auf jeweils eine Dimension: auf den Bios, die Psyche oder die Sozietät und leugnen damit das für das Personsein des Menschen konstitutive Geistige. Dadurch verraten sie ihre nihilistische Grundeinstellung: sie negieren die Frage nach der Sinnhaftigkeit des menschlichen Daseins und die Antwort darauf, denn erst „bei Mitberücksichtigung des geistigen Seins" kann sich „die Sinnhaftigkeit der Wirklichkeit enthüllen" und „der Sinn des Seins offenbar werden"[4].

Was ist für Frankl Nihilismus? Nihilismus leugnet „nicht das S e i n des Seins, sondern den S i n n des Seins. Der Nihilismus behauptet keineswegs, daß in Wirklichkeit n i c h t s s e i : er behauptet vielmehr, die Wirklichkeit sei nichts als — das oder jenes, worauf sie vom Nihilisten in dessen jeweiliger Konkretisierung zurückgeführt bzw. woher sie abgeleitet"[5] werde. Und für den Reduktionismus i s t die menschliche Wirklichkeit „nichts als" ein „Reflexautomat"[6], ein „psychischer Apparat"[7], ein „Spielball vitaler Kräfte und sozialer Mächte"[8]. Er verallgemeinert jeweils Teilaspekte menschlicher Wirklichkeit zum Gesamtbild

[1] Frankl: Wille zum Sinn. S. 13.
[2] Frankl: Ärztliche Seelsorge. S. 27.
[3] Ebd.
[4] Frankl: Homo patiens. S. 2.
[5] Ebd. S. 1.
[6] Frankl: Grundriß der Existenzanalyse. S. 657.
[7] Vgl. Frankl: Homo patiens. S. 2. — Siehe dazu: S. Freud: Abriß der Psychoanalyse. Frankfurt a. M. 1972[20]. S. 9 ff.
[8] Frankl: Homo patiens. S. 3.

des Menschen und macht ihn damit zu einem „Homunkulus“[9]. „In jedem Fall schrumpft die Wirklichkeit zusammen zum bloßen Effekt, Produkt und Resultat sei es physiologischer, psychologischer, sei es soziologischer Fakten. Wo bloßer Effekt gesehen wird, kann aber keine Intention gesehen werden, und wo keine Intention gesehen wird, kann auch kein Sinn gesehen werden. Das Sein wird des Sinns beraubt“[10]. Der Nihilismus setzt aber nach Frankl genau da ein, wo das geistige Sein negiert und das Sein auf physisches, psychisches oder soziales Sein verkürzt, „wo aus dem Schichtbild ein Weltbild gemacht wird“[11]. Wird aber die menschliche Wirklichkeit jeweils vom Physischen, vom Psychischen oder vom Sozialen her eindimensional beurteilt, dann wird zugleich all das relativiert, was nicht in den Rahmen der jeweiligen Betrachtungsweise gehört. Dieses reduktionistische Vorgehen, das den Nihilismus im Gefolge hat, ist für Frankl „scheinwissenschaftliches“[12] Forschen. Wohl weiß er, daß sich die verschiedenen Wissenschaften exklusiv auf das Objekt ihrer Forschung zu konzentrieren haben und daß ihre Ergebnisse, soweit sie als partikuläre Forschungsergebnisse gelten sollen, zu respektieren sind. Werden sie aber generalisiert, verabsolutiert und zum Schlüssel des Verständnisses menschlichen Wesens deklariert, dann werden die Grenzen der jeweiligen Wissenschaften überschritten, dann wird aus dem betreffenden Wissenschaftszweig eine Weltanschauung, eine Philosophie[13].

Frankl sieht den Reduktionismus als das Erbe des 19. Jahrhunderts: die Naturwissenschaft führte zum Naturalismus, die Technik, als deren Anwendung, vermittelte die utilitaristische Einstellung des Menschen; um seine F u n k t i o n innerhalb der Gesellschaft ging es, nicht aber um seine W ü r d e. Der Mensch, das Naturwesen, wurde damit Mittel zum Zweck der Welt, die er sich mit Hilfe der Technik zu unterwerfen begann. Deshalb aber wurde er selbst zum Objekt. So kam es dazu, daß der als Naturwesen verstandene Mensch seine geistige Bestimmtheit und die Sicht für das mögliche Telos der Welt verlor[14].

---

[9] Ebd.

[10] Frankl: Homo patiens. S. 2.

[11] Ebd.

[12] Frankl: Ärztliche Seelsorge. S. 27.

[13] Vgl. Frankl: Homo patiens. S. 2.

[14] Vgl. Frankl: Wille zum Sinn. S. 86. Vgl. zu diesem Abschnitt: P. Tillich: Die verlorene Dimension. Hamburg 1964². S. 10.

Die philosophische Gegenbewegung gegen das naturalistische Denken, die die anthropologische Wende in den verschiedensten wissenschaftlichen Bereichen einleitete und ermöglichte, war für Frankl die konsequente Reaktion auf den Reduktionismus, der den „gelebten Nihilismus" verursachte, den Frankl bis in unsere Tage hinein massiv wirksam sieht, vor allem in der Form des „existentiellen Vakuums"[15]. „Besinnung auf das Un-mittelbare"[16] — das ist nach Frankl das Kennzeichen der anthropologischen Wende gewesen, die er in doppelter Ausrichtung beschreibt: Sie ist eine „Selbstbesinnung auf das eigene Sein (die Reaktion auf das verlorengegangene Bewußtsein seines Wesens)" und eine „Rückbesinnung auf den eigentlichen Sinn (die Reaktion auf das verlorengegangene Bewußtsein des Endzwecks aller Technik). Was ist dies aber anders als die existentiellen Fragen? Denn was jetzt in Frage steht, ist das Sein und der Sinn"[17].

Um genauer die Front zu zeigen, gegen die er seine Existenzanalyse und Logotherapie entwickelte, müssen wir uns nun seine Psychologismus-Kritik im einzelnen vergegenwärtigen. Die Grundzüge dieser Kritik lassen sich, unter Berücksichtigung der jeweils anderen Ausgangsposition, auch auf seine Biologismus- und Soziologismuskritik übertragen.

### *2. Die Sinnleugnung des Psychologismus — dargestellt an der Psychoanalyse S. Freuds*

Frankls Psychologismus-Kritik gilt allen vergangenen und gegenwärtigen Systemen der Psychologie, die das Geistige verkennen. Dabei geht es ihm um die „Herausarbeitung eines gemeinsamen Nenners, und zwar im Sinne einer allen Systemen gemeinsamen Gefahren- und Fehlerquelle"[18]. Dieser Nenner heißt für ihn: „dynamischer Psychologismus"[19], und dessen Ursprung sieht er in den anthropologischen Prämissen der Psychoanalyse Freuds, der Individualpsychologie Adlers und der Analytischen Psychologie Jungs, m. a. W. in den anthropologischen Prämissen der klassischen Psychotherapie. Deshalb gilt ihnen Frankls Kritik in seinen frühen Arbeiten, deshalb setzt er auch in seinen späteren Schriften bei

---

[15] Frankl: Der Mensch auf der Suche nach Sinn. S. 12.
[16] Frankl: Wille zum Sinn. S. 86.
[17] Ebd. S. 87.
[18] Frankl: Der Mensch auf der Suche nach Sinn. S. 39.
[19] Ebd.

ihnen seine Kritik an. Frankl weiß wohl, in welch erheblichem Maße deren Schüler die Arbeiten ihrer Meister modifizierten, dennoch sind diese Modifikationen für ihn keine Alternativen zu deren anthropologischer Grundkonzeption.

Frankl weiß auch, daß die klassischen Systeme der Psychotherapie die „Säulen", die Markierungspunkte sind, an denen sich auch die gegenwärtige Psychotherapie, gleich welcher Prägung, zu orientieren hat[20]. Es gibt für ihn keinen Zweifel daran, daß eine Fülle von Forschungsergebnissen der Klassiker bleibenden Bestand haben wird. Er unterschätzt auch nicht die Bedeutung der methodischen Modifikationen der gegenwärtigen Psychotherapien gegenüber den Klassikern. Seine Zustimmung aber zu den Forschungsergebnissen der Klassiker und deren Schülern gibt er nur dann, wenn diese Ergebnisse psychologische, d. h. sofern sie auf das Psychologische eingegrenzt sind.

Als Modell für Frankls Kritik an der „Psychologie ohne Geist"[21] bietet sich seine Freud-Kritik an, weil Frankl in ihm den Urheber des „dynamischen Psychologismus" und in dessen Psychoanalyse das naturalistische Denken am konsequentesten durchgeführt sieht.

### *a) Das mechanistische Bild vom Menschen*

Freud, der für Frankl „‚das' Genie"[22] der Psychotherapie gewesen und geblieben ist, kommt das Verdienst zu, als erster im Bereich der Psychologie „die Sinnfrage gestellt zu haben, mag er auch noch so wenig in unserem Sinne gefragt haben oder gar die Sinnfrage beantwortet haben"[23]. So sehr nun Frankl diese Tatsache zu würdigen weiß, so deutlich macht er darauf aufmerksam, daß Freuds „mechanisches Modell"[24] vom Menschen ihn daran hinderte, das Bild vom homo totus, den Menschen in seiner Einheit von Geist, Seele und Leib zu entwerfen, von dem allein her, wie Frankl immer wieder betont, die Sinnfrage als eine spezifisch menschliche Frage erkannt werden kann. Gerade aber auf Grund der elementaren Entdeckung des Unbewußten und der daraus resultierenden Erkenntnismöglichkeiten für das Wesen des Menschen hätte Freud dieses

---

[20] Frankl: Wille zum Sinn. S. 119.

[21] Frankl: Grundriß der Existenzanalyse. S. 656.

[22] Frankl: Der Mensch auf der Suche nach Sinn. S. 40.

[23] Ebd.

[24] Ebd.

Bild entwerfen und damit einen wesentlichen Beitrag liefern können zur Überwindung des Naturalismus in der Anthropologie. Stattdessen verleitete ihn seine mechanistische Konzeption dazu, die Differenz zwischen Mensch und Tier als eine bloß quantitative zu mißdeuten. Frankl weiß, daß der diesen Unterschied beschreibende „psychische Apparat" das konsequente Ergebnis der Freudschen anthropologischen Prämisse ist: Ist nämlich der Mensch nichts als Naturwesen, müssen alle menschlichen Ausdrucksformen innerhalb naturalistischer Kategorien interpretiert werden. Deshalb zielt Frankls Kritik an Freud ab einmal auf dessen Proklamation des „Lustprinzips"[25] als das den Menschen beherrschende Movens, zum anderen auf die gleichgestimmte These von der Triebdeterminiertheit der menschlichen Existenz. Die Verabsolutierung der menschlichen „Luststrebigkeit"[26] und „Triebdeterminiertheit"[27] hat nach Frankl aber zur Folge die Verkennung menschlicher „Wertstrebigkeit"[28] und „Sinnorientiertheit"[29].

Der Mensch in der Sicht der Psychoanalyse ist nach Frankls Interpretation charakterisiert durch sein Getriebensein: er ist ein von seinen Trieben getriebener. Daran ändert auch nichts das Ich, das nach psychoanalytischer Theorie die Funktion der Triebzensur haben, d. h. einen Kompromiß herbeiführen soll zwischen den Ansprüchen des Unbewußten einerseits und den Forderungen der Realität andererseits[30]. Das Ich kann aber — so Frankl — dieser Rolle nicht gerecht werden, da es doch — so Freud — durch „Ich-Triebe"[31] aufgebaut ist. Wie kann das Ich zwischen dem triebhaften Unbewußten und der Realität vermitteln, wenn es selbst „Parteigänger" des Unbewußten ist? Deshalb spottet Frankl: „Nun, es ist das so, als ob wir sagen wollten, der Baumeister, der aus Ziegeln einen Bau ausgeführt hat, sei selber aus Ziegeln aufgebaut"[32]. Ist das Ich ein

---

[25] Frankl: Grundriß der Existenzanalyse. S. 680. Bei S. Freud z. B.: Das Unbehagen in der Kultur. Frankfurt a. M. 1972[20]. S. 67.

[26] Frankl: Grundriß der Existenzanalyse. S. 680.

[27] Ebd. S. 683.

[28] Ebd. S. 680.

[29] Ebd. S. 683.

[30] Vgl. Frankl: Der unbewußte Gott. S. 11. Vgl. Freud: Abriß der Psychoanalyse. S. 10.

[31] Vgl. Frankl: Der unbewußte Gott. S. 11. Vgl. Freud: Abriß der Psychoanalyse. S. 12.

[32] Frankl: Der unbewußte Gott. S. 11 f.

getriebenes, dann kann der Mensch nicht frei und verantwortlich entscheiden! Wenn also das Ich will, dann will es das, was es wollen muß, dann will es nicht das, was es wollen will oder soll, denn „hinter dem bewußten Wollen" steht „ein unbewußtes Müssen, die Triebe, das Es, für die Psychodynamik ist alle Energie Triebenergie, treibende Kraft"[33]. Deshalb ist auch alle geistige Dynamik fundiert durch Triebhaftigkeit. Deshalb sind auch alle vom Ich gesetzten Ziele nur Mittel zu Zwecken, die das „Es"[34] durchsetzt, das heißt: Mittel zum Zweck der Triebbefriedigung. Von dieser Voraussetzung aus „müssen alle menschlichen Motive uneigentlich aussehen; ja, der Mensch als ganzer wird hier *veruneigentlicht*"[35]. Frankl vergleicht das Verhältnis der Triebe bzw. der Triebkomponenten zueinander mit einem Kräfteparallelogramm: „Was aber ist Objekt dieser Kraft? Die Antwort lautet: Das Ich. So ist es in psychoanalytischer Hinsicht ein Spielball der Triebe — oder, wie Freud selbst einmal meinte: Das Ich ist nicht Herr im eigenen Haus"[36]. Das aber bedeutet nichts Geringeres als die genetische Reduzierung des Seelischen auf Triebhaftigkeit, die kausale Determiniertheit des Seelischen durch das Triebhafte. Und also lautet Frankls Fazit: „*Menschliches Sein wird von der Psychoanalyse von vornherein als Getriebensein interpretiert*"[37], und dieses Verständnis vom Menschen sei der letzte Grund dafür, warum auch das Ich im nachhinein aus Trieben rekonstruiert werden müsse.

Auf dem Hintergrund dieser grundsätzlichen Kritik an Freud können jetzt die spezifischen Einwände Frankls gegen dessen Psychoanalyse verdeutlicht werden.

### *b) Lust und Wert*

„Lustprinzip" ist die psychoanalytische Bezeichnung für das primäre menschliche Streben nach unmittelbarer Erfüllung von Triebansprüchen. Das Movens menschlichen Handels ist demnach Lust verheißende Triebbefriedigung. Der diametrale Gegensatz zwischen diesem motivationstheoretischen Konzept Freuds und dem Frankls kommt prägnant in

33 Frankl: Grundriß der Existenzanalyse. S. 683.
34 Freud: Abriß der Psychoanalyse. S. 9.
35 Frankl: Grundriß der Existenzanalyse. S. 684.
36 Frankl: Der unbewußte Gott. S. 12.
37 Ebd. S. 13.

einem Scheler-Wort zum Ausdruck: „Er (nämlich der hedonistische Philosoph Aristippos) zieht, ohne es zu merken, zuerst den Boden weg, auf dem die Blume des Glückes blüht: die freie, liebevolle und tätige Hingabe an die Welt. Er bemerkt nicht, daß selbst die Lust, je tiefer sie befriedigt, nur dann eintritt, wenn man nicht die Lust, sondern ihren Gegenstand und seinen inneren Wert intendiert; und er sieht nicht, daß das vom eigenen Ich abgewendete Verlorensein in das Subjekt der an unserer Liebe erwachenden Gegenliebe eben der Kern des Glückes der Liebe ist"[38].

Frankl macht gegen Freud geltend: Wird Lust zum Prinzip des menschlichen Daseins proklamiert, wird sie zum „Gegenstand forcierter Intention" oder zum „Objekt forcierter Reflexion"[39], dann vollzieht sich eine „Verkehrung von Lust qua Effekt in Lust qua Intentionsobjekt"[40], dann wird ihr tatsächlicher Charakter — Scheler hatte Lust den „zuständlichen", nicht intentionalen Gefühlen zugeordnet — verkannt. Intendierte Lust aber scheitert an sich selbst, das verdeutlicht Frankl an zahlreichen Beispielen aus seiner Praxis. Deshalb sagt er moquant: „Je mehr es dem Menschen um Lust geht, desto mehr vergeht sie ihm auch schon"[41]. Ebenso jedoch gilt das umgekehrte: Je mehr der Mensch Unlust und Leiden auszuweichen versucht, desto mehr verstrickt er sich in sie. Lust ist Effekt und kein Objekt eines intentionalen Aktes! Wird aber, wie es die Psychoanalyse tut, Lust als das beschrieben, „was übrigbleibt, sobald ein Akt seiner Intentionalität beraubt wurde"[42], dann wird die das menschliche Dasein in Wahrheit kennzeichnende „Wertstrebigkeit" als „Luststrebigkeit" mißdeutet. Und das hat erhebliche Konsequenzen für die Anthropologie und Ethik:

Zum einen: Wird die Lust und nicht deren Gegenstand bzw. dessen Wert intendiert, dann wird der objektive Wert subjektiviert und also relativiert, so daß er seine unbedingte Geltung verliert. Werte, sagt Frankl deshalb, sind nach psychoanalytischer Theorie nichts anderes als Mittel zum Zweck bloßer Bedürfnisbefriedigung des Subjektes[43].

---

[38] M. Scheler: Liebe und Erkenntnis. München 1955. S. 60.
[39] Frankl: Grundriß der Existenzanalyse. S. 680.
[40] Frankl: ebd.
[41] Frankl: ebd. Vgl. auch Frankl: Der Mensch auf der Suche nach Sinn. S. 19 ff.
[42] Frankl: Grundriß der Existenzanalyse. S. 680.
[43] Vgl. ebd. S. 682.

Zum anderen: Die Subjektivierung und Relativierung der Werte ist aber gleichbedeutend mit der Objektivierung des Subjektes, der menschlichen Person, werden doch ihre geistigen Akte in psychische Befindlichkeiten uminterpretiert und mit naturalistischen Kategorien beschrieben: Der Mensch denkt und handelt auf Grund seiner Psychodynamik, getrieben von seiner Lust, getrieben zu ihrer Befriedigung, er kreist um sich selbst — und verliert die Beziehung zur Welt. Beides aber: „Weltverlust“[44] und Wertverlust[45] des libidohydraulisch konzipierten Menschenbildes macht für Frankl die Psychoanalyse zu einer Gefahr für den Analysanden: Der psychoanalytisch verstandene Mensch gibt sich nicht hin an die Welt — gibt sich hin nur an sich selbst, sieht nicht die zu verwirklichenden Werte und also nicht die von ihm in der Welt zu realisierenden Aufgaben. Er deutet und benutzt die Welt nur auf sich hin. Dieses Auf-sich-selbst-Gerichtetsein, diese Abkehr von Welt und Werten ist für Frankl aber gerade kennzeichnend für den neurotischen Daseinsmodus; gerade darunter leidet der Neurotiker, daß sein Interesse nur ihm selbst, nicht aber der Welt und den Werten gilt, daß er den circulus vitiosus der Selbstbezogenheit nicht auflösen kann und sich selbst verhaftet bleibt[46]. Eine auf dem „Lustprinzip“ basierende Psychotherapie immanentisiert die „Gegenstandswelt“[47] des Patienten, indem sie all seine Probleme, auch die weltlichen[48], primär als Ausdruck unbewältigter intrapsychischer Konflikte versteht. Mit folgendem Beispiel will Frankl diesen Gedanken illustrieren:

„Ein amerikanischer Diplomat, der nicht weniger als 5 Jahre lang in New York in psychoanalytischer Behandlung gestanden war, wandte sich an uns. Er war von dem einen Wunsch beseelt, seine diplomatische Karriere aufzugeben bzw. in eine industrielle Branche hinüberzuwechseln. Der ihn behandelnde Analytiker jedoch hatte ihn die ganze Zeit über, wenn auch vergebens, dazu zu bewegen versucht, sich endlich einmal auszusöhnen mit — seinem Vater: der Chef sei nämlich ‚nichts als‘ eine Vaterimago, und das ganze Ressentiment und all der Groll gegenüber dem Amt stamme eben vom unversöhnlichen Kampf des Patienten gegen dessen Vaterimago. Die Frage, ob der Chef nicht wirklich verdient hätte,

---

[44] Ebd. S. 681.
[45] Vgl. ebd. S. 681.
[46] Vgl. Frankl: Wille zum Sinn. S. 44.
[47] Frankl: Grundriß der Existenzanalyse. S. 681.
[48] Vgl. Frankl: Der Mensch auf der Suche nach Sinn. S. 41.

vom Patienten abgelehnt zu werden, und ob es nicht wirklich zu empfehlen wäre, daß der Patient seine diplomatische Karriere aufgibt bzw. seinen Beruf wechselt, war kein einziges Mal aufgetaucht, die langen Jahre hindurch, in denen die Spiegelfechterei des Analytikers Arm in Arm mit dem Patienten gegen die Imagines gedauert hatte. Als ob es jedermanns Sache wäre, Amtsschimmelreiter zu sein, und als ob es nichts gäbe, das würdig wäre getan und geleistet zu werden, auch wenn es nicht imaginären Personen zuliebe — oder zum Trotz — sondern realer Sachen wegen getan und geleistet wird ... Aber vor lauter Imagines war keine Realität mehr zu sehen; längst war sie den Blicken des Teams ‚Analytiker — Patient' entschwunden: es gab weder den wirklichen Chef noch das wirkliche Amt noch die Welt jenseits aller Imagines, eine Welt, der unser Patient verpflichtet war, eine Welt, deren Aufgaben und Forderungen einer Lösung harrten: die Analyse hatte den Patienten in eine weltlose Art und Weise der Selbstdeutung und des Selbstverstehens gelotst — ich möchte zu sagen wagen: in ein monadologistisches Menschenbild; denn zur analytischen Sprache gekommen war nur noch der unversöhnliche Trotz des Patienten gegenüber dessen Vaterimago; aber es war nicht schwer zu erheben, daß der diplomatische Dienst und die Laufbahn des Patienten, wenn ich so sagen darf, seinen Willen zum Sinn frustriert hatten"[49].

Begründet sieht Frankl Freuds Verständnis des Lustprinzips in der „Fehldeutung der menschlichen Psyche als eines Etwas, das wesentlich von einem Ausgleichs- und Gleichgewichtsprinzip beherrscht wird", dem „homöostatischen Prinzip"[50]. „Homöostase" ist die „Bezeichnung für die Erhaltung des Gleichgewichts im Körperhaushalt und die an der Erhaltung des Gleichgewichts beteiligten (homöostatischen) Mechanismen bzw. Reaktionen"[51]. Dieses ursprünglich nur physiologisch gemeinte Prinzip der Homöostase übertrug Freud in den Bereich der Psychologie. Von daher versteht er die „Absicht" des „psychischen Apparates" als den permanenten Versuch, „die von außen und innen an ihn herantretenden Reizungen und Erregungsgrößen zu bewältigen und zu erledigen"[52]. Der

[49] Frankl: Grundriß der Existenzanalyse. S. 681. Vgl. dazu auch Frankl: Der Mensch auf der Suche nach Sinn. S. 87 f.

[50] Ebd.

[51] J. Drever und W. D. Fröhlich: dtv-Wörterbuch zur Psychologie. München 1972[6]. Stichwort: Homöostase.

[52] S. Freud: Allgemeine Neurosenlehre (1917 [1916—1917]). S. 349.

Mensch ist demnach ein triebhaftes Wesen, das danach strebt, seine Bedürfnisse zu befriedigen, d. h. die durch sie verursachten Spannungen zu vermeiden und das gestörte Gleichgewicht (wieder-)herzustellen. Freuds Lustprinzip ist deshalb für Frankl eine bloße Modifikation des biologischen Homöostase-Prinzips, und das bedeutet für ihn: Wenn der Mensch beschrieben wird als ein Wesen, dem es letztlich um die (Wieder-)Herstellung intrapsychischer Zustände geht — sei es durch Versöhnung, sei es durch Befriedigung der Triebansprüche des Es oder des Überich[53], nicht aber um das Ausgerichtetsein auf Welt und Werte —, dann wird aus Anthropologie „Monadologie“[54].

Frankl weist jedoch darauf hin, daß das Homöostase-Prinzip selbst in der Biologie nicht mehr gelte, seit von Bertalanffy nachgewiesen habe, daß Phänomene wie Wachstum und Fortpflanzung keineswegs homöostatisch erklärbar seien[55]. Und der Hirnpathologe K. Goldstein habe für den Bereich der Neurologie und Psychiatrie zeigen können, daß erst das geschädigte Gehirn darauf aus sei, Spannungen zu vermeiden[56]. Deshalb fragt Frankl, ob nicht schon allein das heute um sich greifende Phänomen der Langeweile die Behauptung widerlege, die totale Homöostase bedeute als vollendete Befriedigung von Bedürfnissen Lebenserfüllung. Und wir fragen, ob nicht die Tatsache, daß in den letzten Jahren auch und gerade in der Analyse Freudscher Prägung die Frage nach dem Sinn n a c h Abschluß der Behandlung mit Vehemenz gestellt wird[57], die Frankls Frage implizierende Antwort rechtfertige[58].

---

[53] Vgl. Frankl: Grundriß der Existenzanalyse. S. 682. Vgl. dazu Freud: Abriß der Psychoanalyse. S. 53 ff.

[54] Frankl: Grundriß der Existenzanalyse. S. 682.

[55] Vgl. Frankl: Anthropologische Grundlagen. S. 65. Siehe dazu: L. von Bertalanffy: Problems of Life. Wiley/New York 1952.

[56] Vgl.: K. Goldstein: Human Nature in the Light of Psychopathology. Cambridge 1940. Vgl. dazu weiter: Ch. Bühler Basic Tendencies of Human Life. Theoretical and Clinical Considerations. In: R. Wisser (Ed.): Sein und Sinn. Tübingen 1960. S. 475 ff. — Und: G. W. Allport: Becoming, Basic Considerations for a Psychology of Personality. New Haven 1955. S. 48 f.

[57] Siehe dazu G. Bally: Ordnung und Ursprünglichkeit. S. 31: „Jene Verzweiflung nach erfolgter Genesung ergreift gerade die klügsten und besonnensten Patienten in dem Augenblick, da sie unsere Kur von ihren Symptomen befreit und leistungsfähig gemacht hat. Sie ist aber nichts

### c) *Trieb und Sinn*

„Was sieht ein Kanalarbeiter als solcher, als Kanalräumer, von der Stadt? Er sieht nichts als Rohre für Gas und Wasser sowie Kabel für elektrischen Strom. Das ist alles, was er von der Stadt sieht, solange er sich in der Welt seiner Kanäle befindet. Kennte er nicht die Universitäten, die Kirchen und Tempel, die Theater und Museen der Stadt — er wüßte nichts von ihrem kulturellen Leben. Aber all dies lernt er nur in seiner Freizeit kennen — sobald er sich in die Stadt begibt: solange er sich in seinen Kanälen befindet, solange er sich im Unterbau der Stadt aufhält — ebensolang bewegt er sich nur in der Welt der ihr kulturelles Leben speisenden Energien. Aber das kulturelle Leben besteht nicht aus Gas, Wasser und Strom“[59].

Mit diesem Bild — es sagt gewiß nichts aus über Frankls Einschätzung der geistigen Interessen von Kanalarbeitern — will er den seiner Meinung nach zweiten wesentlichen Fehler Freuds zum Ausdruck bringen: seine „Verkennung menschlicher Sinnorientiertheit als scheinbarer Triebdeterminiertheit“[60]. Seine Psychodynamik nimmt nicht das „geistige Leben“[61], sondern nur den seelischen Unterbau wahr, sieht nur „die Affektdynamik (Luststrebigkeit!) und die Triebenergetik (Triebhaftigkeit!)“[62], nicht aber sein Ausgerichtetsein auf die Frage nach dem Sinn menschlicher Existenz. Und daraus ergeben sich für Frankl folgende Konsequenzen im anthropologischen und ethischen Bereich:

Alles geistige Streben, alles von der Kultur je Hervorgebrachte fällt unter das Verdikt „Sublimierung“[63], sublimierte Triebhaftigkeit, ist „Lebenslüge“[64] und Selbsttäuschung. Alle genuin menschlichen Phänomene werden von „Urphänomenen“ zu „Epiphänomenen“[65] degradiert, Humanes wird auf Subhumanes reduziert: Die Liebe zwischen Mann und

---

anderes als die Verzweiflung vieler Menschen heute. Es ist der Zweifel an der Möglichkeit, den Lebenssinn zu erfüllen ...“

58 Vgl. zum Ganzen: Frankl: Anthropologische Grundlagen. S. 27 ff.

59 Frankl: Grundriß der Existenzanalyse. S. 683 f.

60 Ebd. S. 683.

61 Ebd. S. 684.

62 Ebd.

63 Freud: Das Unbehagen in der Kultur. S. 77.

64 Frankl: Grundriß der Existenzanalyse. S. 684.

65 Ebd. S. 685.

Frau ist nichts anderes als „zielgehemmte Triebe“[66], Elternliebe „nichts weiter als Narzismus“[67], das Gewissen nichts anderes als das durch Introjektion von Verhaltensmustern der frühkindlichen Bezugspersonen erworbene „Über-Ich“, und Sinn und Werte sind „nichts anderes als Abwehrmechanismen oder sekundäre Rationalisierungen“[68] — das Geistige im Menschen ist also nichts anderes als „ein bloßes Epiphänomen“[69].

Frankl weiß gut, daß das Entlarven unechter psychischer Motive notwendige Arbeit der Psychotherapie ist und bleibt. Aber er protestiert gegen jeden Versuch, das echt Menschliche, das sich auf Grund seines geistigen Charakters eben nicht entlarven läßt, entlarven zu wollen[70]. Das Entlarven unechter psychischer Motive indessen hat im Dienst des homo humanus zu stehen, hat ihm zu zeigen, was ihn bisher daran hinderte, seine Lebensaufgaben und den Sinn seiner Existenz finden zu können.

Wird aber die Entlarvung zum Selbstzweck — und genau das ist Frankls Vorwurf gegen die Psychoanalyse — dann „ist Entlarvung in Wirklichkeit doch wieder bloßes Mittel zum Zweck; denn die Entlarvungstendenz dient dann einer Entwertungstendenz. Vor den Bäumen der Lebenslüge sieht dann der entlarvende Psychologe nicht mehr den Wald des Lebens selbst, dann münden Demaskierung und Entlarven in Zynismus, und schließlich werden sie selber zur Maske: zur Larve des Nihilismus“[71].

In eben diese Richtung zielt auch die Kritik des Franklschen Mitstreiters im Kampf gegen den Psychologismus, L. Binswanger, der, wie Frankl, die Wurzel von Freuds defizientem Menschenbild in nihilistischem Boden entdeckt: „Es ist ... eben etwas anderes, ob man die Menschheit als Ganzes auf diese destruktiv-konstruktive Weise entlarven zu können glaubt, was man in der Geistesgeschichte als Nihilismus bezeichnet, oder ob man eine einzelne Kulturepoche ... oder einen einzelnen Menschen der Heuchelei überführen ... und wirklich zu entlarven

---

[66] Frankl: Wille zum Sinn. S. 138.
[67] Ebd. S. 13.
[68] Frankl: Ärztliche Seelsorge. S. 6.
[69] Frankl: Grundriß der Existenzanalyse. S. 685.
[70] Vgl. Frankl: Das Menschenbild in der Seelenheilkunde. Stuttgart 1959. S. 81 f.
[71] Ebd.

vermag. Verwechselt man aber diese beiden Verfahren, nämlich die Entlarvung einer bestimmten Heuchelei mit der Destruktion der Sinnhaftigkeit des Menschseins überhaupt, so fällt man notwendigerweise dem folgenschweren Irrtum anheim: apriorische oder wesensmäßige Möglichkeiten des menschlichen Daseins in genetische Entwicklungsprozesse, kurz: Existenz in Naturgeschichte umzudeuten"[72].

Sag' mir, welches Menschenbild eine Psychotherapie hat, und ich will dir sagen, wie sie therapiert. Diesen Satz könnte Frankl als Leitsatz über seine gesamte Psychologismus-Kritik gestellt haben. Die Psychoanalyse Freuds aber ist für ihn das anschaulichste Modell für die unmittelbare Korrelation von psychologischer Anthropologie und deren Therapie. Was er von ihr sagt, gilt darum auch von allen anderen Psychologien: Das Menschenbild der Psychoanalyse sei kein „Abziehbild"[73], das sich von deren therapeutischer Methode ablösen und lostrennen lasse.

Ist nicht auf Grund dieser Korrelation die theologische Anthropologie herausgefordert zu einem ständigen Dialog mit den Wissenschaften, die um das Humanum zentriert sind? Und müßte nicht auch die theologische Seelsorge bewußter als bisher fragen, welches Menschenbild ihren „Wegen zum Menschen" zugrunde liegt? Ist diese Frage nicht auch und im besonderen in der gegenwärtigen Seelsorgeforschung und -praxis indiziert, in der, nicht immer zum Vorteil, psychologische Gesprächsmethoden auf die Seelsorge übertragen werden? Wir können diese Fragen hier nur stellen.

### *d) Der unveränderte psychologistische Ansatz der beiden anderen klassischen Psychotherapien*

Frankl hält Adlers Individualpsychologie zwar insofern für einen Fortschritt gegenüber der Psychoanalyse Freuds, als jene, über die biologische Betrachtungsweise hinaus, die soziologische Dimension in die Sicht des Menschen mit einbezieht: Dem vorwiegend Ich-bezogenen Menschenbild der Psychoanalyse steht das Adlersche Bezugssystem Mensch — Gemeinschaft gegenüber[74]. Trotzdem, sie verkennt — so

---

[72] L. Binswanger: Freuds Auffassung des Menschen im Lichte der Anthropologie. Ausgewählte Vorträge und Aufsätze. Bern 1947. Bd. I. S. 185.

[73] Frankl: Kritische Bemerkungen zum analytischen Psychologismus. Jb. f. Psych. u. Psychoth., 6 (1958). S. 228.

[74] Frankl: Der Mensch auf der Suche nach Sinn. S. 43.

Frankl — den transzendentalen Charakter dieser Beziehung, sie verkennt, daß der Mensch sich zur Gemeinschaft frei verhalten kann trotz ihrer Forderungen an den einzelnen Menschen: „Menschliche Gemeinschaft ist mehr als schicksalhafte Verkettung und Verhaftung", ist „der immer erst noch zu erobernde Raum möglicher Wert- oder Selbstverwirklichung"[75]. Deshalb vermißt Frankl a u c h in der Individualpsychologie die Einbeziehung des personalen Aspektes in das Bild des Menschen. So korrespondiert der Petitio principii des sich selbst verdrängenden Triebhaften auf Seiten der Psychoanalyse „auf individualpsychologischer Seite ebenfalls eine Petitio principii, insofern nämlich, als zufolge der Lehre A. Adlers es nichts Personales, sondern das Soziale selbst ist, was über die Haltung und Einstellung des Menschen zur Gemeinschaft entscheidet"[76].

C. G. Jungs großes Verdienst sieht Frankl in dessen Definition der Neurose — wir zitierten sie schon — als dem Leiden der Seele, die ihren Sinn nicht gefunden habe. Aber seine b i o l o g i s c h e Prämisse hindere auch ihn daran, den psychologistischen Rahmen zu sprengen: Deshalb müsse der Mensch den Sinn des Daseins in sich selbst suchen — in der Begegnung mit den ihm vererbten „Archetypen". Wie Freud und Adler, so unterschlage also a u c h Jung die Personalität des Menschen[77].

Ist nicht, so müssen wir nun fragen, Frankls Psychologismus-Kritik eine Verzeichnung der t a t s ä c h l i c h e n theoretischen und praktischen Situation der Psychotherapie, sowohl der klassischen als auch der gegenwärtigen? Wir beschränken uns auf einige Hinweise: Mag z. B. der Theoretiker Freud Relativist sein, der Psychotherapeut Freud anerkennt zweifellos Werte, die für ihn offenbar unbedingte Geltung haben. In einem Brief an den Theologen C. Pfister schreibt er z. B.: „Wenn schon von Ethik die Rede sein soll, so bekenne ich mich zu einem hohen Ideal, von dem die mir bekanntgewordenen nun meist sehr beträchtlich abweichen"[78]. Und wenn wir z. B. bei Jung lesen: „Ebenso habe ich schon vor langem immer wieder die Erfahrung gemacht, daß eine bloß biologisch orientierte Therapie nicht hinreicht, sondern einer geistigen

---

[75] Frankl: Ärztliche Seelsorge. 6. Auflage. S. 202.

[76] Frankl: Der Mensch auf der Suche nach Sinn. S. 43 f.

[77] Ebd. S. 44 f. — Zum Begriff „Archetyp" vgl. C. G. Jung: Bewußtes und Unbewußtes. Frankfurt a. M. 1972[12]. S. 11 ff.

[78] Zitat entnommen: H. Meng: Psychoanalyse und Alltag. Bern 1964. S. 278.

Ergänzung bedarf"[79], so läßt sich bereits aus diesen beiden Zitaten, die keineswegs singulär sind, unschwer ersehen, daß Frankls Kritik zumindest einseitig und perspektivisch ist. Seit langem wird z. B. auch in der Freud-Schule versucht, den Naturalismus zu überwinden. So spricht G. Bally, einer der profiliertesten Vertreter der Psychoanalyse, von einem neuen Stadium des Kampfes um die Lehre Freuds, in dem es um den Versuch gehe, „mit methodischen Mitteln, die Freud und seiner Zeit noch nicht zur Verfügung standen, das, was Freud im Gewand einer biologisierenden Theorie bot, neu zu interpretieren"[80].

Ist damit Frankls Kritik gegenstandslos (geworden)? Sie wäre es, ginge es ihm um eine simple Deklassierung einzelner Therapeuten und ihrer Systeme. Seine Kritik bleibt aber in Geltung, wenn sie verstanden wird als eine *generelle* Warnung vor den Konsequenzen eines anthropologischen Ansatzes, der das Menschliche im Menschen ausklammert und so dessen unmittelbarstes Problem, die Frage nach dem Sinn, in seiner vitalen Bedeutung für den ganzen Menschen zu verkennen Gefahr läuft. Frankls Kritik bleibt in Geltung, wenn sie verstanden wird als eine *generelle* Warnung vor einem Menschenbild, das den Menschen aus sich selbst verstehen will und so dem Sinnlosigkeitsgefühl unserer Zeit Vorschub leisten kann. Der Mensch — das ist Frankl durch Scheler bewußt geworden — ist eben *nicht* aus sich verstehbar, nicht aus seinem Bios, nicht aus seiner Psyche, nicht aus seiner Sozietät, selbst dann nicht, wenn diese Dimensionen des menschlichen Seins nicht perspektivisch, sondern stereoskopisch gesehen werden.

Frankls Kritik ist einseitig — und das weiß er auch. Er weiß nicht nur, daß z. B. die Klassiker der Psychotherapie als Persönlichkeiten selber die ungeeignetsten Modelle für das von ihnen entworfene Menschenbild waren, er weiß auch, daß sie in ihrer Therapie den theoretischen Rahmen immer wieder sprengten[81]. Daß und warum aber seine Kritik so einseitig ist, begründet er selbst am Ende einer Vorlesung über „Das Menschenbild in der Seelenheilkunde" so: „Ich bin mir dessen bewußt, daß Sie mir den

---

[79] C. G. Jung: „Geleitwort" zu: V. White: Gott und das Unbewußte. Zürich/Stuttgart 1956. S. XII.

[80] G. Bally: Psychoanalyse Freuds. S. 2. — Vgl. dazu auch Dienelt: Von der Psychoanalyse. S. 31 ff. Und: D. Wyss: Die tiefenpsychologischen Schulen von den Anfängen bis zur Gegenwart. Göttingen 1970³. S. 99 ff.

[81] Vgl. Frankl: Grundriß der Existenzanalyse. S. 684.

Vorwurf machen können, ich hätte nicht die Karikatur des Menschenbildes korrigiert, sondern dieses Menschenbild selbst, nämlich die psychoanalytische Anthropologie selber und meinerseits karikiert. Abgesehen von didaktischen Gründen, die mich dazu gezwungen haben, mögen Sie mit diesem Vorwurf auch ein wenig recht haben: Mag sein, daß ich wirklich einseitig vorgegangen bin und übertrieben habe, wenn ich so sehr die drohende Gefahr des Nihilismus, des Homunkulismus an die Wand gemalt habe. Vielleicht bin ich wirklich überempfindlich — aber wenn dem so ist, halten Sie mir bitte zugute, daß ich nur deshalb so überempfindlich und so sehr imstande bin, den Nihilismus dort zu wittern, wo er lauert, weil ich ihn in mir selbst habe überwinden müssen"[82].

Fankl h a t „übertrieben". Der „gelehrte" Nihilismus kann zwar den „gelebten" auslösen und „begünstigen", v e r u r s a c h e n aber kann er ihn nicht. Setzt nicht das bewußte oder unbewußte Akzeptieren einer Idee immer schon eine Disposition dafür voraus? Könnte es nicht sein, daß Frankl, der seinen Beitrag zur Überwindung des Sinnlosigkeitsgefühls leisten will, im „gelehrten" Nihilismus einen Gegner gefunden hat, der möglicherweise auch überwindbar ist? Es fragt sich nur, ob nicht der wahre „Gegner" an einer anderen, von der Existenzanalyse nicht mehr beschreibbaren Stelle zu suchen ist. Hier hätte theologische Reflexion einzusetzen.

Es ließe sich nun an vielen Beispielen der Geistesgeschichte zeigen, daß häufig dann, wenn ein denkerisches System gegen ein anderes Front macht, das oppositionelle aus seiner Antithese heraus den eigenen Ansatz gegen seine eigene Intention übersteigert. Deshalb müssen wir bei der Darstellung der Franklschen Anthropologie, von der allein sein Sinnverständnis begreifbar wird, aufmerksam die Frage mitbedenken, ob er nicht möglicherweise der von ihm attackierten psychologistischen Therapie eine Logotherapie gegenüberstellt, die ihrerseits eine „noologistische" Tendenz haben könnte.

Frankls eigenes Fazit der Psychologismus-Kritik lautet: „Der Psychologismus sündigt wider das Geistige demnach in zweierlei Hinsicht: dadurch, daß er die Existentialität der geistigen Person außer acht läßt, sündigt er wider den subjektiven Geist; dadurch, daß er die Intentionalität der geistigen Akte unberücksichtigt läßt, sündigt er wider den objektiven Geist." Daraus ergibt sich eine doppelte Aufgabenstellung für seine

---

[82] Frankl: Der Mensch auf der Suche nach Sinn. S. 110.

Arbeit und die der nachklassischen Psychotherapie: „Die Vernachlässigung der Existentialität des geistigen Subjekts fordert eine Selbstbesinnung auf die Existenz. Und die Vernachlässigung der Intentionalität auf das Objektiv-geistige verlangt eine Rückbesinnung auf die Wertewelt, auf den Kosmos der Werte — eine Rückbesinnung auf den Logos“[83].

Mit dieser doppelten Aufgabenstellung ist der Verlauf unserer weiteren Ausführungen vorgezeichnet: Wir haben zunächst Frankls Existenzverständnis darzulegen, ehe wir interpretieren können, wie die Existenz — in Frankls Sicht — die Sinnfrage stellt und beantwortet, und welches die Schwierigkeiten sind bei ihrer Suche nach Sinn.

---

[83] Homo patiens. S. 12.

## B. ZUR ANTHROPOLOGISCHEN GRUNDLEGUNG

### Einführung

Um den „ganzen" Menschen, nicht um den „Homunkulus" geht es Frankl. Zu seiner Ganzheit jedoch gehören nicht nur Leib und Seele — von Frankl das „Psychophysische"[1] oder das „Psychophysikum"[2] genannt, — sondern auch und vor allem das Geistige, und zwar als eigenständiger Bereich des menschlichen Seins. Sah Freud, wie Frankl pointiert formuliert, nur die „Automatie des seelischen Apparates", so will Frankl der „Autonomie der geistigen Existenz"[3] zu ihrem Recht verhelfen. Denn: Eine Psychotherapie, die den Menschen nur auf das hin anspricht, was er i s t, nicht aber auf das, was er werden s o l l und k a n n, — eine Psychotherapie, die lediglich mit der „naturalen Stellung"[4] des Menschen, d. h. mit seinen physischen, psychischen und sozialen Bedingtheiten rechnet, nicht aber auch und vor allem mit seiner „persönlichen Stellungnahme zu alledem, zu jeglicher Anlage und .. Situation"[5] — eine Psychotherapie, die das Geistige verkennt, wird der Wirklichkeit des Menschen in seiner leiblich-seelisch-geistigen Einheit nicht gerecht.

H. Binder nennt Frankl in seinem Buch über das Personverständnis in der medizinischen Anthropologie einen „Bahnbrecher jener neuen Epoche des medizinischen Denkens"[6], die das Geistige als eigenständige Grundeinstellung des Menschen erkannt habe. Dieses Urteil wird von vielen anderen medizinischen und psychotherapeutischen Fachkollegen Frankls geteilt[7]. Frankls Schüler Korger und Polak, die im „Handbuch der Neu-

---

[1] Frankl: Grundriß der Existenzanalyse. S. 658.

[2] Frankl: Wille zum Sinn. S. 116.

[3] Frankl: Homo patiens. S. 2.

[4] Frankl: Theorie und Therapie der Neurosen. S. 150.

[5] Frankl: Grundriß der Existenzanalyse. S. 675.

[6] Binder: Die menschliche Person. S. 76.

[7] Z. B. von: J. Bodamer: Psychotherapie in der Krise. In: Gloria Dei. 9 (1954). S. 47; J. H. van der Pas: Die sogenannte dritte Wiener Richtung. Ebd. S. 54; H. Häfner: Das Wertproblem in der Neurosenlehre. In: Hdb. d. Neurosenlehre u. Psychoth., Bd. V. 1961. S. 605; W. Soucek: Die Existenzanalyse

rosenlehre und Psychotherapie" den geistesgeschichtlichen Ort der Existenzanalyse bestimmen, stimmen zwar diesem Urteil zu, sehen jedoch das primäre Verdienst der Existenzanalyse darin, „daß sie die Eigenständigkeit des Geistigen gegenüber dem Seelisch-Leiblichen, dem ‚Psychophysischen' ... mit noch nicht dagewesener Schärfe akzentuiert, dabei aber die Eigenexistenz eben dieses Seelisch-Leiblichen durchaus anerkannt" und dadurch Freiheit und Gebundenheit in das rechte Verhältnis zueinander gesetzt habe[8].

Was ist das Geistige im Sinne Frankls, das subjektiv und objektiv Geistige, das vernachlässigt zu haben er der klassischen Psychotherapie und den sich aus ihr ableitenden gegenwärtigen Systemen vorwirft? Wie ist es erkennbar, wie wirksam, wie ist seine Genese denkbar? Wie verhält es sich zum Psychophysischen, wie sind das subjektiv und das objektiv Geistige aufeinander bezogen? Wenn nicht die naturalistischen Kategorien geeignet sind, das Geistige zu beschreiben, wie kann es dann beschrieben werden? Inwieweit ist das subjektiv Geistige der Ort, an dem allein die Sinnfrage gestellt und beantwortet werden kann, und welche Bedeutung hat das objektiv Geistige für die Sinnfindung? Das sind die Fragen, denen wir uns nun zuwenden müssen und auf die Frankl in seiner „Existenzanalyse" und „Logotherapie" Antwort gibt. Was meinen diese beiden Begriffe?

## I. Zu den Begriffen „Existenzanalyse" und „Logotherapie"

In den „Grundzügen der Neurosenlehre" definiert Frankl sie so: „Die Logotherapie und die Existenzanalyse sind je eine Seite ein und derselben Theorie. Und zwar ist die Logotherapie eine psychotherapeutische Behandlungsmethode, während die Existenzanalyse eine anthropologische Forschungsrichtung darstellt"[9]. Anders formuliert: Die Logotherapie ist die therapeutische Ausgestaltung der von Frankl in Opposition zum Psychologismus entwickelten Anthropologie.

---

Frankls, die dritte Richtung der Wiener psychotherapeutischen Schule. In: Deutsche med. Wschr., 73 (1948). S. 594; F. de Hovre: Das Werk Viktor E. Frankls. In: Gloria Dei. 6 (1951). S. 65; vgl. auch die Einleitung zu K. Dienelt: Erziehung zur Verantwortlichkeit. Wien 1955. S. 7 ff.

[8] Korger/Polak: Der geistesgeschichtliche Ort. S. 633.

[9] Frankl: Grundriß der Existenzanalyse. S. 655.

1. Der Begriff „Existenz“ in der Wortbildung „Existenzanalyse“[10] soll das beschreiben, was Frankl mit der Wendung „das spezifisch Humane“, was er mit Freiheit und Verantwortlichkeit zum Ausdruck bringen will, und ist identisch mit dem Begriff „subjektiv Geistiges“, den er manchmal auch mit „Logos“ übersetzt[11]. „Existenzanalyse“ meint ein doppeltes: Sie ist einmal „Analyse der ganzen Existenz (Eros und Logos, Ethos)“[12] und ist deshalb doch nicht nur, wie aus der oben zitierten Definition hervorzugehen scheint, eine anthropologische Forschungsrichtung, sondern auch eine „auf Geistiges hin“ führende Psychotherapie[13]. Das andere Mal ist sie eine „Analyse auf Existenz hin (Menschsein, Dasein als Verantwortlichsein)“[14], d. h. eine Entfaltung dessen, was Menschsein bedeutet und umfaßt, also Anthropologie. „Analyse“ im Sinne Frankls meint nicht das „atomistische“[15] Verständnis im Sinne Freuds, sondern ein „Herausstellen desjenigen, was im Wesen von Existenz implicite bereits enthalten ist“[16].

2. Der Begriff „Logos“ in der Wortbildung „Logotherapie“[17] bedeutet neben dem „subjektiv Geistigen“ das „objektiv Geistige“ und wird von Frankl mit „Sinn“ bzw. „Sinn und Werte“[18] übersetzt. „Logotherapie“ hat zur Voraussetzung den „Logos“, ist eine Therapie „vom Geistigen her“ für „geistige Not“ und deren mögliche pathogene Folgen. In den neueren Arbeiten ersetzt Frankl häufig „Geistiges“ – aus didaktischen Gründen – durch „Noetisches“[19]; er weiß, daß der Geistbegriff verschiedenste Assoziationen hervorrufen kann[20]. Wenn wir dennoch beide Begriffe gebrauchen, so deshalb, weil wir sowohl die ältere als auch die neuere und neueste Literatur Frankls darstellen und schon wegen der Zitate aus den älteren Schriften den Begriff „Geistiges“ nicht umgehen können.

---

[10] Ebd. S. 664.

[11] Ebd. S. 655.

[12] Frankl: Philosophie und Psychotherapie. S. 709.

[13] Frankl: Homo patiens. S. 12.

[14] Frankl: Philosophie und Psychotherapie. S. 709.

[15] Frankl: Der unbewußte Gott. S. 10.

[16] Frankl: Wille zum Sinn. S. 102.

[17] Frankl: Grundriß der Existenzanalyse. S. 655.

[18] Ebd. und Frankl: Wille zum Sinn. S. 84.

[19] Von Frankl dem Verf. mitgeteilt in einem Gespräch am 13. 7. 1973.

[20] C. G. Jung: Symbolik des Geistes. Zürich 1948. S. 5 ff. Jung hat etwa zwei Dutzend verschiedener Anschauungen über das Geistige gezählt.

## II. Das Personsein des Menschen: Die Existenz

Auf der Suche nach einem angemessenen Begriff für das, was Frankl nach seiner psychoanalytischen und individualpsychologischen Phase als Grundzug menschlichen Daseins erkannt hatte, daß nämlich das Menschsein nicht charakterisiert ist durch ein „Sein-Müssen", sondern durch ein „Sein-Sollen" und „Sein-Können"[1], durch Freiheit und Verantwortlichkeit, stieß Frankl auf den Begriff „Existenz" der sich um diesen Begriff zentrierenden zeitgenössischen Philosophie. Er übernahm ihn von ihr, wie wir meinen, aus zwei Gründen. Erstens: Auch nach existenzphilosophischem Verständnis ist der Mensch kein bloßes Resultat erkennbarer Kräfte und Zusammenhänge, ist er immer mehr, als er von sich wissen kann. Deshalb kann auch nach ihrem Verständnis das den Menschen Auszeichnende nicht mit objektiver Begrifflichkeit und in einem abgeschlossenen System beschrieben werden. Wohl aber kann Existenz „erhellt"[2] werden, und zwar mit Hilfe der ihr entsprechenden Kategorien: Freiheit, Kommunikation, Geschichtlichkeit u. a. Zweitens: Existenz ist auch in ihrer Sicht — ganz im Sinne Frankls — eigentlich kein Sein, sondern ein Sein-Können, ist „entscheidendes" Sein[3], ist ständig wählend und entscheidend, ist frei. Existentielle Freiheit aber verwirklicht sich nur im Vollziehen der Freiheit und entzieht sich damit den naturalistischen Kategorien.

Frankl entlehnte den Begriff „Existenz" von der Existenzphilosophie, weil er, wie wir sagten, seinen eigenen Vorstellungen von dem das menschliche Sein charakterisierenden entsprach; mit diesem Begriff übernahm er auch anderes existenzphilosophisches Vokabular. Das bedeutet jedoch keineswegs ein Abhängigkeitsverhältnis zwischen der Franklschen Anthropologie und der Existenzphilosophie. Wohl aber sind beide — unabhängig voneinander — zu zum Teil gleichen anthropologischen Befunden gekommen. Andererseits aber werden wir noch sehen, daß Frankls Verständnis vom Wozu der Freiheit und die Weise, wie Existenz realisiert wird, sich wesentlich von dem der Existenzphilosophie unterscheidet. Frankl definiert „Existenz" so: „Die Existenzanalyse charakterisiert und qualifiziert die Essenz in dem Sinne, daß Existenz eine Seinsart ist, und zwar das menschliche Sein, das dem Menschen arteigene

[1] Frankl: Grundriß der Existenzanalyse. S. 657.
[2] Frankl: Die Psychotherapie in der Praxis. S. 182. Anm. 1.
[3] Vgl. K. Jaspers: Von der Wahrheit. München 1958. S. 80.

Sein, dessen Eigenart darin besteht, daß es sich beim Menschen nicht um ein faktisches, sondern um ein fakultatives Sein handelt, nicht um ein Nun-einmal-so-und-nicht-anders-sein-Müssen, als welches der neurotische Mensch sein eigenes So-sein mißversteht, vielmehr um ein Immer-auch-anders-werden-können. Ex-sistieren heißt aus sich selbst heraus — und sich selbst gegenübertreten, wobei der Mensch aus der Ebene des Leiblich-Seelischen heraustritt und durch den Raum des Geistigen hindurch zu sich selbst kommt. Ex-sistenz geschieht im Geist"[4].

Existentiell ist das Geistige, nicht-existentiell sind also Leib und Seele, das „Psychophysische". Nicht-existentiell ist demnach das „Psychophysische" als das Vorfindliche, das Tatsächliche, das Gesetzen unterworfen und deshalb objektivierbar, erklärbar ist, m. a. W.: nicht-existentiell ist das „Psychophysische" als das naturwissenschaftlich beschreibbare Feld der Biologie und Psychologie. Existentiell ist dagegen das Geistige als das Nicht-Vorfindliche, Nicht-Tatsächliche, also auch nicht Objektivierbare, das nicht Erklärbare, wohl aber Verstehbare, das dem Menschen die Möglichkeit erschließt, sich zu seinen Bedingtheiten verhalten und über sich selbst hinaussein, sich ausrichten zu können auf Sinn und Werte. Existentiell ist das Geistige als die „Dimension des spezifisch Humanen".

Seinen Ausdruck findet das Geistige in der menschlichen Freiheit und Verantwortlichkeit: „Diese drei Existentialien charakterisieren nicht nur menschliches Dasein als solches, als menschliches, sie konstituieren es vielmehr. In diesem Sinne ist die Geistigkeit des Menschen nicht nur ein Charakteristikum, sondern ein Konstituens: Das Geistige ist nicht etwas, das den Menschen bloß kennzeichnet, nicht anders als etwa das Leibliche und das Seelische dies tun, die ja auch dem Tier eignen; sondern das Geistige ist etwas, das den Menschen auszeichnet, das nur ihm und erst ihm zukommt"[5]. Daß also der Mensch frei und verantwortlich sein und deshalb auch tun kann, was er soll, hat seinen Grund in der Geistigkeit. Nur das Geistige bzw. Noetische hebt den Menschen heraus aus der tierischen Welt, und er beweist sein Personsein[6], wenn er sein Sein-Können verwirklicht. Dieses Können heißt „existieren" und meint: über sich selbst immer auch schon hinaus sein[7], heißt: sich selbst transzendieren.

---

[4] Frankl: Grundriß der Existenzanalyse. S. 657.

[5] Ebd. S. 664.

[6] Vgl. ebd.

[7] Vgl. Frankl: Wille zum Sinn. S. 145.

Sich als geistige Person zu seinen biologischen, psychologischen und soziologischen Bedingtheiten verhalten, sich von seinen Bedingtheiten distanzieren und über sich selbst als geistige Person hinaussein und hinausweisen, sich selbst transzendieren zu können, diese beiden menschlichen „Urvermögen"[8] sind Ausdruck dessen, was den Menschen zum Menschen macht und die zu erkennen Aufgabe der Psychotherapie und der gesamten Medizin ist, will sie dem Menschen in Diagnose und Therapie gerecht, will sie der Ganzheit des Menschen ansichtig werden.

Wir fassen zusammen: „Existenz" im Sinne Frankls meint Geistigkeit, Geistigkeit umschließt und begründet Freiheit und Verantwortlichkeit, Freiheit und Verantwortlichkeit wiederum begründen die beiden menschlichen Urvermögen, die Frankl in letzter Zeit zunehmend betont: die menschliche Fähigkeit zur „Selbsttranszendierung" und „Selbstdistanzierung"[9].

Ehe wir jetzt Frankls Existenz-Verständnis explizieren, sein Verständnis von Geistigkeit, Freiheit und Verantwortlichkeit entfalten, haben wir ihn zu befragen, wie er den Zusammenhang zwischen dem Geistigen einerseits und Psychophysischen andererseits sieht, schließt doch die Frage nach der Ganzheit des Menschen, an der ihm so viel gelegen ist, und die er mit der Einführung der Dimension des Geistigen beantwortete, die Frage nach der Einheit von Leib, Seele und Geist mit ein.

## III. Die Einheit des Menschen

Wir sagten, das Noetische sei wesensverschieden vom Psychophysischen. Das heißt für Frankl nun nicht, daß Leib und Seele ihrerseits nicht auch wesensverschieden wären, im Gegenteil: Zwar gehen sie „eine innige Einheit"[1] ein; was sie eint, ist jedoch lediglich die Tatsache, daß sie „Arten ein und desselben Seins"[2], nämlich des nicht-existentiellen Seins sind. Wie aber läßt sich bei dieser Wesensverschiedenheit zwischen dem Psychophysischen einerseits und dem Noetischen andererseits die Einheit des Menschen beschreiben? Macht nicht Frankls Betonung der Eigenständigkeit des Noetischen die Antwort auf die Frage nach der Einheit des Menschen unmöglich?

---

[8] Frankl: Grundriß der Existenzanalyse. S. 665.

[9] Frankl: Wille zum Sinn. S. 145 bzw. 158.

[1] Frankl: Theorie und Therapie der Neurosen. S. 3.

[2] Ebd.

„Zwar ist das Geistige unseres Erachtens ontologisch eine eigene Seinsart und anthropologisch die eigentliche Seinsart des Menschen, doch ist das Geistige keineswegs die einzige ontologische Region, welcher der Mensch angehört (dies zu behaupten, hieße einem Spiritualismus verfallen); denn der Mensch — mag er noch so sehr ein geistiges Wesen, im Wesen geistig sein — ist eine leiblich-seelisch-geistige Einheit und Ganzheit“[3]. Wie aber läßt sich trotz der ontologischen Differenzen die anthropologische Einheit des Menschen darstellen? Diese Frage ist von größter Wichtigkeit. Frankl sagt: „Die Deutung von Sinn setzt voraus, daß der frei und verantwortlich ist“[4]. Wenn aber die Kritiker Frankls im Recht sind mit ihrem Vorwurf — im einzelnen gehen wir auf ihre Kritik später ein — er trenne in unzulässiger Weise das Geistige vom Psychophysikum, ist dann nicht seiner These, die Sinnfrage sei eine genuin menschliche Frage und könne nur in der noetischen Dimension gestellt, nur in ihr gedeutet, und Sinn könne nur in ihr verwirklicht werden, anthropologisch der Boden entzogen? Die entscheidende Bedeutung dieser Frage für die anthropologische Fundierung von Frankls Sinnverständnis unterstreicht auch M. Thiel: „Offenbar wird die Sinnebene (in der Existenzanalyse, Anm. v. Verf.) in den Mittelpunkt gerückt. Aber es ist nun die Frage, wie die Sinnebene funktional ermöglicht wird. Die Fundamentalfrage ist: wie ist der Gesamtaufbau der Persönlichkeit?[5]“

Der Schelersche Gedanke, Menschsein sei charakterisiert durch seine Ausrichtung auf die objektive Wertewelt, veranlaßt Frankl zur Frage nicht nur nach der Wirklichkeit des menschlichen Seins, sondern auch nach der des Seins überhaupt. Er findet eine Verstehensbasis zunächst in der Ontologie N. Hartmanns.

Nach Hartmann umspannen vier Hauptschichten den ganzen Umkreis des Seins in der realen Welt: das Materielle, das Organische, das Seelische und das Geistige[6]. Die höheren Schichten bauen auf den niederen auf. Die niederen Schichten bilden zwar im Aufbau der höheren durchgehende Elemente, die unableitbare Eigenart einer jeden Schicht bleibt

[3] Frankl: Wille zum Sinn. S. 115.

[4] Frankl: Die Psychotherapie in der Praxis. S. 188.

[5] M. Thiel: Philosophie und Psychotherapie. In: Jb. f. Psychol. u. Psychoth., 2 (1954). S. 302.

[6] Vgl. N. Hartmann: Der Aufbau der realen Welt. Berlin 1940. S. 189 f.

aber dennoch gewahrt. Das menschliche Sein — mit seiner leiblichen, seelischen und geistigen „Schicht“[7] — hat nun zwar die gleichen Grundmerkmale wie die gesamte lebendige Wirklichkeit überhaupt, dennoch ist der Geist, wenn auch verbunden mit der Seele, ein eigenständiger Bereich des Menschen. Mit Scheler sieht Hartmann den Geist, den „subjektiven Geist“ bestimmt durch seine Bezogenheit auf die geistige Welt der Werte, auf den „objektiven Geist“[8]. Im Gegensatz zu ihm sieht er jedoch das Geistige, trotz seiner Eigenständigkeit, nicht vom Seelischen getrennt. Hartmanns Lehre vom Sein wurde von Frankl zweimal modifiziert: Das erste Mal, als er — ganz im Sinne Schelers — das Geistige als den wesentlichen inneren Kern des Menschen beschrieb, um den herum er das Seelische gelagert sah, das andere Mal, als er seine „Dimensionalontologie“[9] entwickelte.

Die qualitativen Differenzen zwischen den verschiedenen Seinsbereichen sind — Frankls Meinung nach — am ehesten verstehbar durch eine „Imago hominis ‚ordine geometrico demonstrata‘, ein mit geometrischen Analogien operierendes Menschenbild“[10], durch eine „Dimensionalontologie“, die wir am prägnantesten dargestellt sehen in seinem Buch „Der Wille zum Sinn“[11]. Um es gleich vorweg zu sagen: Frankl weiß, daß er mit dieser Lehre die Frage nach der Überbrückbarkeit der Kluft zwischen Leib und Seele nicht lösen kann, sie scheint ihm aber geeignet, verdeutlichen zu können, w a r u m sie nicht lösbar ist[12].

Im Abschnitt „Determination und Humanismus“[13] versucht er zu zeigen, daß weder der pluralistische Charakter der Wissenschaften noch die ontologischen Differenzen im menschlichen Sein den Gedanken der Einheit der Wirklichkeit im allgemeinen und den der Einheit des Menschen im besonderen ausschließt, mit anderen Worten: Er will demonstrieren, daß die durch Husserls Differenzierung zwischen dem natürlichen und dem geistigen Seinsbereich notwendig gewordenen Erkenntniswege sich nicht ausschließen, sondern sich e r g ä n z e n. Das heißt: Nicht die Tatsache der ontologischen Differenzen der menschlichen Seins-

---

7 Ebd. S. 159.
8 Ebd. S. 197.
9 Frankl: Ärztliche Seelsorge. S. 31.
10 Frankl: Wille zum Sinn. S. 143.
11 Frankl: Wille zum Sinn. S. 153 ff.
12 Frankl: Ärztliche Seelsorge. S. 33.
13 Frankl: Wille zum Sinn. S. 151 ff.

bereiche wie der Seinsbereiche der Gesamtwirklichkeit überhaupt verhindert den Gedanken der Einheit, sondern die Verabsolutierung des einen oder des anderen Aspektes. Wie aber läßt sich, wenn wir uns die menschliche Wirklichkeit vergegenwärtigen, trotz der Geschlossenheit der Systeme physiologischer Reflexe und psychologischer Reaktionen[14], trotz der in sich geschlossenen Kausalketten des Bios und der Psyche die Einheit des Menschen denken, wenn er doch zugleich als frei und verantwortlich charakterisiert wird? Darauf antwortet Frankls „Dimensionalontologie":

Man brauche sich „nur zu vergegenwärtigen, daß sich jede einzelne Wissenschaft als ein ganz bestimmter Querschnitt auffassen läßt, der durch die Realität hindurch geführt wird. Schneiden wir nun aus einem Zylinder, dessen Durchmesser ebenso groß ist wie seine Höhe, einen horizontalen Querschnitt heraus, dann ergibt sich ein Kreis, während ein vertikaler Querschnitt ein Quadrat ergibt. Nun gibt es bekanntlich keine ‚Quadratur des Kreises'! Ebensowenig läßt sich aber auch die Kluft überbrücken, die den somatischen und den psychischen Aspekt menschlichen Daseins voneinander trennt. Die Coincidentia oppositorum, wie Nikolaus Cusanus sie genannt hat, ist nämlich nicht innerhalb der beiden Schnittebenen möglich, ja, überhaupt nicht in einer zweidimensionalen Ebene, sondern nur in einem dreidimensionalen Raum, also in der nächst höheren Dimension. Und der Mensch? Auch da werden wir auf der biologischen Ebene mit leiblichen und auf der psychologischen Ebene mit seelischen Phänomenen konfrontiert. Wieder müssen wir uns fragen, wo es — angesichts der Mannigfaltigkeit — eine Einheit gibt, und wieder ergibt sich, daß die Einheit nur in einer Dimension zu finden ist, die jenseits der biologischen beziehungsweise der psychologischen Schnittebene liegt, eben in der menschlichen Dimension, im Raum des Menschlichen, in der Dimension der spezifisch menschlichen Phänomene. Da ist die unitas multiplex zu finden. So handelt es sich denn eigentlich nicht um eine Einheit in der Mannigfaltigkeit, vielmehr so recht um die Einheit trotz der Mannigfaltigkeit"[15].

Den Menschen „dimensionalontologisch" sehen, heißt demnach weder, ihn als einen aus Leib, Seele und Geist „zusammengesetzten"[16] betrach-

---

[14] Vgl. ebd. S. 155.
[15] Ebd. S. 153 f.
[16] Ebd. S. 115.

ten, noch sein Geistiges als einen von Leib und Seele abgetrennten Seinsbereich auffassen zu müssen. Sondern — und damit geht Frankl weit über die Hartmannsche und Schelersche „Stufen"- bzw. „Schichtentheorie" hinaus — das Geistige wird „dimensionalontologisch" beschrieben als das alles Menschsein Umgreifende und Integrierende, als die Bedingung für die Integrität des menschlichen Seins, als das die leiblich-seelisch-geistige Einheit als Ganzheit Konstituierende und Gewährleistende. Ist aber so die Einheit und Ganzheit des Menschen garantiert, dann kann — im Sinne Schelers — das Geistige als die Dimension des Menschen verstanden werden, die sich mit dem Leiblichen und Seelischen, dem natürlichen Bereich „auseinandersetzen"[17] kann.

Ob und wieweit aber das existenzanalytische Menschenbild diesen erkenntnistheoretischen Ansatz durchhalten kann, hängt ab von der inhaltlichen Beschreibung des Geistigen.

## IV. Das Konstituens der Existenz: Das Geistige

### 1. *Die Erschließung der noetischen Dimension*

Ausgangspunkt der Existenzanalyse ist, so sagten wir, die klinische Praxis, in der Frankl erfährt, daß der am psychologistischen Menschenbild sich ausrichtende Arzt den Fragehorizont des homo patiens nicht hinreichend erfassen kann, daß es Leiden gibt, die sich nicht oder nur bedingt als somatogene oder psychogene klassifizieren lassen, m. a. W.: Frankl sieht sich Fragen konfrontiert, die herkömmlicherweise nicht dem Arzt, sondern dem Priester gestellt werden und hält es nicht für verantwortlich, diesen Fragen auszuweichen. Er fragt sich aber auch, ob nicht tatsächlich viele dieser Fragestellungen in den ärztlichen Bereich gehören, fragt nach dem Zusammenhang zwischen den krankhaften Symptomen und den geäußerten philosophischen Problemen der Patienten: Könnte es nicht sein, daß die bisherige Ätiologie von Neurosen oder Psychosen ergänzungsbedürftig ist und entsprechend auch deren Therapie? So stellt sich ihm die Frage nach dem „Ort" dieser offenbar nicht somatogenen oder psychogenen Leiden, dringt vor zur Frage nach dem Wesen des Menschen und dem Grund seiner Existenz. Er erkennt, daß der Mensch nicht aus sich selbst, aus seinem natürlichen, empirisch erforschbaren Bereich verstehbar ist und daß dem Psychotherapeuten, ehe er eine Neurose zu therapieren beginnt, nicht nur bewußt sein muß, welchen

[17] Vgl. ebd.

Stellenwert eine Krankheit im Rahmen einer einzelnen Lebensgeschichte hat, sondern auch, was Kranksein und Menschsein „eigentlich" ist. Ist der Mensch nicht aus sich selbst verstehbar — und daß er es nicht ist, wurde Frankl bereits durch seinen ärztlichen Alltag deutlich — dann ist die Frage unausweichlich, woher er dann verstehbar und woraufhin also der Leidende zu therapieren sei. Und so erkennt er, daß auch die empirische Forschung, ehe sie sich daranmacht, Krankheiten zu ergründen, nach dem „Heil-sein" des Menschen zu fragen hat[1].

Er will nun zwar den psychologistischen Rahmen sprengen, aber er will Wissenschaftler bleiben. Er erkennt einerseits, daß die bio-psychologische Betrachtungsweise des Menschen und seiner Wirklichkeit nicht gerecht wird, andererseits aber weiß er sich auf Grund des Hippokratischen Eides gebunden[2], Aussagen zu vermeiden, die wissenschaftlich nicht vertretbar sind. Darum müssen sich auch seine anthropologischen Forschungen, die er ja für die Praxis und für jeden Patienten fruchtbar machen will, „diesseits des Offenbarungsglaubens bewegen"[3].

Die Wissenschaft, von der er meint, sie ermögliche ihm die Ausweitung seiner ärztlichen Forschung innerhalb des wissenschaftlichen Rahmens, ist deshalb die philosophische Anthropologie. Die Begrenztheiten und Möglichkeiten dieser Anthropologie hat H. Pleßner prägnant so zusammengefaßt — und wir glauben Frankl recht zu verstehen, wenn wir sagen, daß dieser Erkenntnisrahmen auch der von ihm selbst gesteckte sei: „Philosophische Anthropologie ist Erkenntnis des Menschenmöglichen. Will sie philosophisch sein, so muß sie an dem eingeschränkten Möglichkeitshorizont des Menschen festhalten, darf ihn nicht preisgeben, weder zugunsten bloßer Empirie noch einer Ontologie, um ihn gegen beide Dimensionen, die ineinander verschränkt sind, offenzuhalten"[4].

Frankl will beides: empirisch und ontologisch fragen, sieht, daß das eine das andere bedingt, sich ergänzt. Ebenso ist ihm jedoch bewußt, daß der empirischen Forschung immer schon das Bild vom „eigentlichen" Menschen vorgegeben sein müßte: „Wir meinen ... : daß ein gewisser Bestand an Kategorien, daß ein bestimmter Horizont vorgegeben sein will,

---

[1] Frankl: Die Psychotherapie in der Praxis. S. IX.

[2] Vgl. Frankl: Ärztliche Seelsorge. S. 224.

[3] Frankl: Wille zum Sinn. S. 117.

[4] Evangelisches Kirchenlexikon. Hg. v. H. Brunotte und D. Weber. Göttingen 1961². Stichwort: Anthropologie. IV. S. 138 f.

wann immer wir empirische Daten adäquat überhaupt erfassen und die Welt der Erfahrungstatsachen nicht steril belassen wollen"[5].

Dieser vorgegebene Horizont der anthropologischen Forschung, dieses Axiom, das die Phänomenologie „Postulat"[6] nennt, das sich nicht wie das Somatische oder Psychische — als ein in der Empirie unabweisbar Gegebenes verifizieren läßt, ist der „Logos", das „Geistige", das „Noetische". „Postulat" aber wird im Sinne der Existenzanalyse wie überhaupt in der phänomenologisch bestimmten Philosophie nicht im abwertenden Sinne des naturalistischen Denkens verstanden als eine zur Wirklichkeit beziehungslose philosophische Spekulation, sondern eben phänomenologisch, d. h. als Theorie, als „Schau"[7], durch die die Welt erschlossen wird, so daß das empirisch Vorfindliche verstehbar, wenn auch nicht erklärbar wird. In einem Brief an den Verfasser vergleicht P. Polak, der wohl bedeutendste Frankl-Schüler, die phänomenologische Wesensschau mit der Schau des Kopernikus, der durch seine berühmte „Wende", daß nämlich sich die Sonne nicht um die Erde, sondern die Erde sich um die Sonne drehe, was ja empirisch nicht zu beweisen sei, die ganze Astronomie verständlich und als empirische Wissenschaft möglich gemacht habe: „So wurde die ganze Anthropologie und die Psychologie (Polak meint die der zwanziger Jahre, Anm. v. Verf.) erst verstehbar und in diesem Sinne möglich, daß dem Noetischen kraft einer Wendung — gegenüber dem Psychischen — der ontologische Vorrang zuerkannt wurde"[8].

Wird nun das Noetische als eine Gegebenheit vorausgesetzt und werden seine Kriterien und Erscheinungsformen bestimmt — auch das ist nur möglich durch eine phänomenologische „Schau" — dann kann das erfahrbare Psychische auf seine geistige Intentionalität hin befragt und also das Noetische erschlossen werden[9]. Wir verfahren im folgenden ganz im Sinne von Frankls phänomenologischem Ansatz, wenn wir bei der Frage nach dem „objektiven Geist", dem Sinn einsetzen mit der Frage nach dem „subjektiven Geist", der menschlichen Existenz, die die Frage nach dem Sinn stellt und den Sinn intendiert.

Frankls Ontologie, die wir jetzt darzustellen haben, hat, wie wir schon andeuteten, einen doppelten Aspekt: es geht ihr e i n m a l um das

---

[5] Frankl: Die Psychotherapie in der Praxis. S. IX.

[6] Vgl. Scheler: Formalismus. S. 384 ff.

[7] Frankl: Grundriß der Existenzanalyse. S. 656.

[8] Brief von P. Polak an den Verf. vom 25. 12. 1973.

[9] Vgl. Frankl: Der unbedingte Mensch. Kap. II.

Herausstellen des Menschen „jenseits all seiner Bedingtheit“[10], um den „unbedingten Menschen ..., der unter allen Bedingungen Mensch ist und auch noch unter den ungünstigsten und unwürdigsten Bedingungen Mensch bleibt — den Menschen verdeutlicht: — den Menschen, der unter keiner Bedingung sein Menschentum verleugnet, vielmehr in Unbedingtheit ‚zu ihm steht‘ “[11]; es geht ihr um den „existentiellen Menschen ‚vor dem Fall‘ in die Faktizität“[12]; es geht ihr zum anderen um den Aufweis, daß und inwiefern der Mensch trotz aller Bedingtheiten immer auch schon über sie hinaus ist oder hinaus sein kann, daß er sich von ihnen distanzieren und über seine faktische Bedingtheit hinaus unbedingt zu „existieren“ vermag. Frankls Ontologie meint also nicht den „seienden“[13] Menschen, wie ihn die „ontische“[14], die „geist-lose“ Wissenschaft beschreibt, sie meint vielmehr „das Menschsein selbst“[15]. Mit anderen Worten: Es geht Frankl nicht um das Herausstellen der Erkenntnisse, die hinlänglich bekannt sind: um die Begrenztheiten, sondern um die Möglichkeiten des Menschen, wie sie ihm trotz des „ ‚Falls‘ in die Faktizität“ verblieben sind.

## 2. *Das Wesen der geistigen Person*

„Die Fähigkeit des Auges, die Welt außerhalb seiner selbst wahrzunehmen, ist in dem Maße gestört, in dem das Auge auch nur im geringsten sich selbst beziehungsweise etwas innerhalb seiner selbst, etwa eine Linsentrübung wahrnimmt ... unser Sehvermögen ist transzendent“[16]. Das Auge erfüllt also seine Aufgabe, sofern es nicht sich selbst, sondern die Personen und Gegenstände in der Welt sieht, sofern es nicht bei sich selbst, sondern bei anderem ist, indem es offen ist für die Welt.

### *a) Die „Weltoffenheit“*

Die Selbsttranszendenz des Auges ist für Frankl ein Modell für das die noetische Dimension des Menschen charakterisierende: seine „Welt-

---

[10] Ebd. S. VIII.
[11] Ebd. S. VII.
[12] Ebd. S. VIII.
[13] Ebd. S. VII.
[14] Ebd. S. VII.
[15] Ebd. S. VII.
[16] Frankl: Wille zum Sinn. S. 155.

offenheit"[17], die Fähigkeit, über sich selbst hinauszuweisen, nicht bei sich selbst bleiben zu müssen, sich selbst zu transzendieren. Daß menschliches Sein „weltoffen" ist — diese Erkenntnis führte Frankl heraus aus seiner immanentistischen Betrachtungsweise des Menschen. Die „Weltoffenheit" des Menschen, das ist seit Scheler das große anthropologische Thema der letzten fünfzig Jahre — und deshalb kann Frankl sich auf eine Fülle von Autoren berufen, die diese für die Therapie wesentliche anthropologische Erkenntnis teilen, eine Erkenntnis, die aus den verschiedensten Wissenschaftsbereichen formuliert und bestätigt wird. Frankl selbst bezieht sich vornehmlich auf A. Gehlen[18], A. Portmann[19], K. Lorenz[20] und die Existenzphilosophie, die die menschliche Offenheit für die Welt als das „In-der-Welt-Sein" des Menschen umschreibt[21]. Wie aber die Selbsttranszendenz menschlichen Seins zu verstehen ist, darüber gehen die Meinungen z. T. weit auseinander — wir kommen darauf noch zu sprechen.

Daß der Mensch in seiner geistigen Dimension „weltoffen" ist, heißt für Frankl, daß er „eigentlich oder zumindest ursprünglich über sich selbst hinaus nach etwas langt, daß nicht wieder er selbst ist, nämlich entweder nach einem Sinn, den zu erfüllen es gilt, oder nach einem Sein, dem zu begegnen oder zu lieben es gilt"[22]. Die Selbsttranszendenz des Menschen, seine „Weltoffenheit", hat demnach einen doppelten Aspekt: der eine ist der Logos, der andere die Liebe, genauer: „offen" ist die geistige Person einmal für den „Logos an sich"[23], den Sinn des Daseins, den der Mensch zu suchen, zu finden und zu verwirklichen hat, „offen" ist sie zum anderen für den „inkarnierten Logos"[24], den anderen Menschen, der geliebt werden kann und soll.

Befähigt wird die Existenz zur Selbsttranszendenz, zur „Weltoffenheit" in k o g n i t i v e r Hinsicht — wir brauchen diese im Scheler-

---

[17] Ebd. S. 64.

[18] A. Gehlen: Der Mensch. Seine Natur und Stellung in der Welt. Bonn 1959[5]. S. 40 ff.

[19] A. Portmann: Aufbruch der Lebensforschung. Zürich 1965. S. 239 ff.

[20] K. Lorenz: Über tierisches und menschliches Verhalten. Bd. II. München 1965. S. 176.

[21] Vgl. Frankl: Wille zum Sinn. S. 155.

[22] Ebd. S. 218

[23] Ebd. S. 219.

[24] Ebd.

Teil skizzierten Gedanken hier nur anzudeuten — durch die „Intentionalität der geistigen Akte", durch die Fähigkeit des Geistigen, „über den bewußtseinsimmanenten ‚Inhalt', wenn auch gerade durch ihn hindurch, bis zu einem bewußtseinstranszendenten ‚Gegenstand' vorzustoßen"[25]. Einfach gesagt: Das Geistige erkennt die „Gegenstände", nämlich Sinn und Werte[26], weil es auf sie hingeordnet und ausgerichtet ist, und geistig ist der Mensch nur insofern, als er auf sie bezogen ist. Je weniger also der Mensch bei sich selbst ist und um sich selbst kreist, desto „geistiger" ist er, desto mehr „existiert" er, desto mehr erkennt er Sinn und Werte.

Was ist denn Erkenntnis des Logos und wie wird sie verwirklicht, anders gefragt: Wie sieht Frankl die Beziehung von Logos und Liebe, jener beiden Aspekte der Selbsttranszendenz menschlichen Seins? Erkenntnis ist für Frankl immer auch ein „dezisiver"[27] Akt, das heißt: Erkenntnis ist nur möglich als eine gesamtpersönliche Stellungnahme. Darum meint das Geistige in seiner Intentionalität immer auch ein „Bei-Sein", ein Bei-einem-anderen-Sein: „Geistig Seiendes ist geistig Seiendes, ist Bewußt-Sein, ist ‚bei sich', indem es ‚bei' anderm Seienden ‚ist' — indem es anderes Seiendes ‚bewußt hat'. So erfüllt sich geistiges Sein im Bei-Sein, und dieses Bei-Sein von geistigem Sein ist seine ureigenste Möglichkeit, denn sein eigentliches Urvermögen"[28]. Dieses „Bei-Sein" als ein Bei-einem-anderen-Sein aber erreicht erst seine höchste Stufe als ein „Bei-Sein bei ebenbürtig Seiendem", nämlich bei „anderem geistig Seiendem"[29], bei einer anderen menschlichen Existenz, das ermöglicht wird durch Hingabe an den anderen, durch Liebe. Liebe ist das spezifisch menschliche Phänomen, das Erkenntnis bewirkt, Erkenntnis hat seinen Grund in der Liebe: „Liebe macht sehend; ja, sie macht geradezu seherisch; denn der Wert, den sie am anderen sehen und aufleuchten läßt, ist ja nicht seine Wirklichkeit; etwas, was noch gar nicht da ist, sondern erst wird, werden kann und werden soll. Der Liebe eignet eine kognitive Funktion"[30]. Unter Berufung auf das Alte Testament, das

---

25 Aus einem Brief an den Verfasser vom 30. 9. 1973.
26 Frankl: Wille zum Sinn. S. 164.
27 Ebd. S. 84.
28 Frankl: Grundriß der Existenzanalyse. S. 665.
29 Ebd.
30 Ebd. S. 666.

für „erkennen" und „begatten" denselben Begriff verwendet[31], sagt er: „Die Dinge harren bräutlich des geistig Seienden, dessen geistiges Sein, dessen ganze Geistigkeit ja darin besteht, ‚bei' den Dingen ‚sein' zu können — wobei dieses Bei-sein, also die Erkenntnis insofern ebenfalls auf den Logos angewiesen ist, also nur letzterer dem geistig Seienden die Dinge überhaupt erst ‚beibringt' "[32].

Fragen wir nach dem anthropologischen „Ort" der geistigen Akte, die die Selbsttranszendenz der Person in ihrem Doppelaspekt, Logos und Liebe, ermöglichen, dann stoßen wir auf eine phänomenologische Erkenntnis Frankls, die für die Psychotherapie — und nicht nur für sie — von außerordentlicher Bedeutung ist: auf das „unbewußt Geistige"[33], dessen Entdeckung J. Bodamer — und andere stimmen ihm zu — eine „Rehabilitierung des Unbewußten von größter Tragweite"[34] nennt.

### *b) Der Grund der Weltoffenheit: Das unbewußt Geistige*

Daß die Person im Vollzug ihrer geistigen Akte aufgeht und sich darum jeder Selbst- und Fremdbeobachtung entzieht — diese phänomenologische Erkenntnis Schelers veranlaßt Frankl zu der Annahme, daß die das Personsein des Menschen konstituierenden geistigen Akte unbewußt sind. Seine Annahme bestätigt sich ihm in der existenzanalytischen Traumanalyse[35].

Hatte Freud zu unterscheiden gelehrt zwischen dem Bewußten und Unbewußten und letzteres mit dem Bereich des Triebhaften gleichgesetzt, so lehrt Frankl jetzt die Unterscheidung zwischen unbewußter Triebhaftigkeit und unbewußter Geistigkeit: „Der Existenzanalyse zufolge gibt es nicht nur unbewußte Triebhaftigkeit, sondern auch unbewußte Geistigkeit; mit anderen Worten: wir kennen und anerkennen nicht nur ein

---

[31] Vgl. Frankl: Wille zum Sinn. S. 85. Vgl. G. von Rad: Das erste Buch Mose. Das Alte Testament Deutsch. Hg. v. V. Herntrich und A. Weiser. Göttingen 1958[5]. S. 83 f.

[32] Frankl: Wille zum Sinn. S. 85.

[33] Frankl: Der Mensch auf der Suche nach Sinn. S. 40.

[34] J. Bodamer: Die Krankheit der Psychoanalyse. In: Wort und Wahrheit. 1955. 3. S. 196. Vgl. dazu auch Binder: Die menschliche Person. S. 72.

[35] Vgl. Frankl: Der unbewußte Gott. S. 51 ff.

triebhaft Unbewußtes, sondern auch ein geistig Unbewußtes"[36]. Mit Freud sieht er die Grenze zwischen Bewußtem und Unbewußtem als „durchlässig"[37], undurchlässig jedoch — entsprechend der Eigengesetzlichkeit des Geistigen — und scharf voneinander zu trennen sind nach Frankl die Bereiche des Triebhaften und des Geistigen. Mit dieser Unterscheidung macht er gegen die psychologistische Theorie zweierlei geltend:

aa) Das Unbewußte ist nicht der das Menschsein bedrohende Seinsbereich, der — das war ja das erklärte Ziel der Psychoanalyse Freuds — zugunsten des Bewußten erhellt werden muß, im Gegenteil: das „unbewußt Geistige ist die Quell- und Wurzelschicht aller bewußten Geistigkeit"[38], gibt dem bewußt Geistigen erst die Möglichkeit zur Entfaltung und darf deshalb seiner Unbewußtheit nicht beraubt werden. Sofern der Mensch in seinen geistigen Akten „existiert", verhält er sich frei gegenüber den Trieben[40]. Deswegen erklärt Frankl: „Das Ich ist nicht beherrscht vom Es; aber der Geist ist getragen vom Unbewußten. Im Gegensatz zur Psychoanalyse — die den Menschen für ein Wesen hält, das eben vom Es, von unbewußter Triebhaftigkeit beherrscht wird — zeichnet sich der Mensch im Rahmen des existenzanalytischen Menschenbildes als ein Wesen ab, das vom Unbewußten getragen wird, und nicht zuletzt von unbewußter Geistigkeit"[41].

bb) Hat alle bewußte Geistigkeit im Unbewußten ihren Grund, dann ist das Wesen des Menschen primär nicht gekennzeichnet durch das Intellektuelle und Rationale, sondern durch das Emotionale, sofern dieses dem unbewußt geistigen Bereich des Menschen zugehörig ist[42]. Das geistig Emotionale hat „eine unabsehbare kognitive Tragweite"[43] und ist gleichbedeutend mit dem Wort „Herzensweisheit"[44] des schon von Scheler zitierten Pascal-Satzes: „Le cœur a ses raisons que la raison ne connaît pas — das Herz hat seine Gründe, die der Verstand und die Vernunft

[36] Frankl: Theorie und Therapie der Neurosen. S. 173.
[37] Frankl: Der unbewußte Gott. S. 21.
[38] Frankl: Theorie und Therapie der Neurosen. S. 97.
[39] Frankl: Grundriß der Existenzanalyse. S. 685.
[40] Vgl. Frankl: Theorie und Therapie der Neurosen. S. 150.
[41] Ebd. S. 97.
[42] Vgl. ebd.
[43] Ebd. S. 98.
[44] Ebd.

nicht kennen", und Frankl fügt hinzu: „Gründe, von denen der Rationalismus und Utilitarismus nichts weiß"[45]. Die „Herzensweisheit" der geistigen Person ist das sie letztlich charakterisierende. Und wie Frankl sein Verständnis von Erkenntnis und Liebe alttestamentlich fundiert sieht, so letztlich auch sein Personverständnis: Das Wort „Herz" der Wortbildung „Herzensweisheit" meint in seinem Sinne „das Kernstück und die Mitte des Menschen, die Person, die geistige Tiefenperson"[46] — das gleiche, was seiner Meinung nach auch das Alte Testament mit diesem Begriff zum Ausdruck bringt[47].

Der Unterschied von triebhaft und geistig Unbewußtem hat für die psychotherapeutische Praxis erhebliche Konsequenzen, die wir hier nur andeuten: Nicht nur die vom Patienten bewußt zur Sprache gebrachte „geistige Not", sondern auch die durch die Träume sich zeigende geistige Problematik hat nun für den Therapeuten einen ganz neuen Stellenwert. Wertkonflikte, religiöse Fragen etc. sind nicht mehr von vornherein Ausdruck psychodynamischer Konfliktsituationen, sondern sind — unter der Perspektive der Eigengesetzlichkeit des Geistigen — auf ihre spezifisch menschliche Problematik hin zu befragen. Voraussetzung aber für eine solche Arbeit am Menschen ist eben das Bewußtsein des Therapeuten, daß ihm — letztlich — nur seine sapienta cordis das Wesen des homo patiens erschließt.

Damit stellt sich heraus: Das Geistige ist — im existenzanalytischen Sinn — die „personale Achse"[48], die das Menschsein durchdringt, nicht nur Bewußtes und Unbewußtes, sondern auch das Psychophysikum. Wohl sind das unbewußt Triebhafte und das unbewußt Geistige voneinander getrennt, das heißt aber lediglich, daß sich die Triebe des Geistigen nicht — ohne seine Einwilligung — bemächtigen können. Nicht das „Es", sondern das Geistige ist „Herr" des Menschen, das sich Leib und Seele zu seinen „Werkzeugen" macht, durch die es handelt und sich zum Ausdruck bringt[49], die es bestimmt.

---

[45] Frankl: Grundriß der Existenzanalyse. S. 687.

[46] Frankl: Theorie und Therapie der Neurosen. S. 98.

[47] Vgl. H. W. Wolff: Anthropologie des Alten Testaments. München 1973. § 5, insbesondere S. 74 ff.

[48] Frankl: Der unbewußte Gott. S. 29.

[49] Frankl: Wille zum Sinn. S. 109.

Fassen wir das existenzanalytische Verständnis vom Wesen der Existenz zusammen: Existieren heißt: geistig sein; geistig sein heißt: erkennen und lieben; erkennend und liebend ist die Existenz auf den objektiven Logos, den Sinn ausgerichtet. Frankls eigene Summa lautet: „Nur in dem Maße, in dem wir .. intentional sind, sind wir existentiell; nur in dem Maße, in dem der Mensch geistig bei etwas oder bei jemandem ist, bei geistigem, aber auch bei ungeistigem anderen Seienden — nur im Maße solchen Beiseins ist der Mensch bei sich. Der Mensch ist nicht da, um sich zu beobachten und sich selbst zu bespiegeln; sondern er ist da, um sich auszuliefern, sich preiszugeben, erkennend und liebend sich hinzugeben"[50]; das bedeutet schließlich: „Der Weg des Menschen zu ihm selbst führt über die Welt"[51].

Halten wir einen Augenblick inne: Wir vergessen zwar nicht, daß wir bislang den ersten Aspekt der Franklschen Ontologie dargestellt haben: die grundsätzlichen Möglichkeiten, wie sie seiner Meinung nach menschliches Sein auszeichnen — wir haben noch nicht die Bedingtheit der geistigen Person zur Sprache gebracht. Und doch: Müssen wir nicht — auf Grund der bisherigen Darstellung seines Menschenbildes — fragen, ob Frankl nicht mit dieser Aufwertung des Unbewußten ebenso zu weit gegangen ist wie Freud mit dessen Abwertung? Freud soll einmal gesagt haben, über den Geist habe die Menschheit genug geredet, er habe ihr wieder zeigen müssen, daß sie auch Triebe habe[52]. Die Frage ist: Könnte es nicht sein, daß Frankl mit seiner Entdeckung des unbewußt Geistigen Gefahr läuft, die negativen Möglichkeiten des Menschen, wie Freud sie in aller Schärfe und mit zunehmendem Alter mehr herausstellte[53], zu unterschätzen? Wäre es nicht denkbar, daß er die Auswirkungen des menschlichen „‚Falls' in die Faktizität" — wie er sie sieht — lediglich „ambulant" behandelt?

Wieweit — und damit kommen wir zum zweiten Aspekt der Franklschen Ontologie — das Noetische ein Bedingtes ist, wollen wir jetzt verdeutlichen an seinem Verständnis von Freiheit und Verantwortlichkeit, jenen beiden Existentialien, die durch das Noetische konstituiert sind.

---

[50] Frankl: Theorie und Therapie der Neurosen. S. 174.

[51] Ebd.

[52] Vgl. ebd. S. 148.

[53] Vgl. Freud: Das Unbehagen in der Kultur. S. 128.

## V. Die Freiheit der geistigen Person

Wenn Frankl im folgenden von „psychologischer Wirklichkeit"[1] spricht angesichts des menschlichen Frei-Seins gegenüber seinen Trieben, seinem Erbe, seiner Umwelt bzw. gegenüber dem neurotischen oder sogar dem psychotischen Daseinsmodus, so meint er damit zweifellos die Wirklichkeit, die sich erst dem erschließt, der das Geistige als Ermöglichungsgrund der Freiheit voraussetzt.

### *1. Die Freiheit gegenüber Trieben, Erbe und Umwelt*

a) „Psychologische Wirklichkeit" ist, daß die Triebe zwar das menschliche Frei-sein einschränken, der Mensch ihnen aber nicht ausgeliefert ist, daß sie immer schon „bejaht oder verneint", immer schon „personiert"[2] sind. Triebe müssen zwar bejaht werden, aber nicht auf Kosten, sondern im Rahmen und im Namen der Freiheit, denn: „Der Mensch hat also Triebe, gewiß; aber die Triebe haben nicht ihn"[3].

b) Der Mensch ist auch bedingt durch sein Erbe, aber auch diese Bedingtheit ist eine eingeschränkte. Zwar weiß Frankl wohl von Ergebnissen der erbpathologischen Zwillingsforschung, die im Blick auf die menschliche Freiheit „eine fatalistische Suggestion"[4] vermitteln, gleichwohl ist ihm bekannt, daß die „ernste Vererbungsforschung" anderer Meinung ist: sie sieht, daß der Mensch auch seiner Anlage gegenüber „letzten Endes" frei entscheiden kann[5]. Diese Forscher bestätigen Frankls eigene Erfahrungen.

---

[1] Frankl: Grundriß der Existenzanalyse. S. 673.

[2] Ebd.

[3] Frankl: Theorie und Therapie der Neurosen. S. 152.

[4] Vgl. Frankl: Der unbedingte Mensch. S. 72.

[5] „Was nun das Erbe anlangt, so hat gerade die ernste Vererbungsforschung gezeigt, wie sehr der Mensch auch seiner Anlage gegenüber letzten Endes Freiheit besitzt. Im besonderen konnte die Zwillingsforschung zeigen, welch verschiedenes Leben auf Grund einer identischen Anlage aufgebaut werden kann. Ich erinnere bloß an jenes eineiige Zwillingspaar von *Lange*, dessen einer Partner ein raffinierter Krimineller war, während sein Zwillingsbruder ein — ebenso raffinierter Kriminalist wurde. Die angeborene Charaktereigenschaft ‚Raffinement' war bei beiden identisch, aber an sich wertneutral, das heißt, weder ein Laster noch eine Tugend. Und wir sehen, wie recht

c) Das gleiche gilt nun von der personalen Einstellung des Menschen gegenüber der Umwelt: An einer Reihe von Beispielen[6] zeigt er, daß Menschen sich unter identischen psychologischen Bedingungen verschieden verhalten, darum gilt für ihn: „Der Mensch ist nichts weniger als ein Produkt von Vererbung und Umgebung. Tertium datur: die Entscheidung — letztlich entscheidet der Mensch über sich selbst"[7]. Sich entscheiden können gegenüber den biopsychischen und sozialen Bedingtheiten heißt: Sie „konditionieren" zwar den Entscheidungsraum des Menschen, aber sie „konstituieren"[8] ihn nicht, sie begrenzen ihn zwar, aber sie vermögen nicht, diese Grenze zu überwinden. Denn: das Noetische ist trotz seiner Bedingtheiten nicht Funktion des Bio-Psychischen und dieses nicht dessen causa[9]. Deshalb kann das kausalgenetische Denken lediglich die Einengung der Möglichkeiten des Noetischen, nicht aber „die Wirklichkeit des Geistes ... verstehen — das vermögen wir einzig und allein vom Metaklinischen"[10], d. h. vom Geistigen selbst und den ihm entsprechenden Verstehensmöglichkeiten her.

---

*Goethe* hatte, wenn er einmal sagte, es gebe keine Tugend, aus der nicht ein Fehler werden könnte, und kein Fehler, aus dem man nicht eine Tugend machen könnte. Ich selbst bin im Besitz des Briefes einer im Ausland lebenden Psychologin, die mir schrieb, sie stimme in ihren Charaktereigenschaften bis ins Detail mit ihrer Zwillingsschwester überein: Sie lieben dieselben Kleider, dieselben Komponisten und dieselben — Männer. Nur ein einziger Unterschied besteht zwischen beiden: Die eine Schwester ist lebenstüchtig und die andere neurotisch." Frankl: Theorie und Therapie der Neurosen. S. 152 f.

[6] Wir greifen das markanteste heraus: „*Freud* hat einmal gesagt: ‚Man versuche es, eine Anzahl der allerdifferenziertesten Menschen gleichmäßig dem Hunger auszusetzen. Mit der Zunahme des gebieterischen Nahrungsbedürfnisses werden alle individuellen Differenzen sich verwischen und an ihrer Statt die uniformen Äußerungen des einen ungestillten Triebes treten.' Aber in den Konzentrationslagern sahen wir das Gegenteil, sahen wir, wie angesichts der identischen Situation aus dem einen Menschen ein sogenannter Schweinehund wurde, während der andere in seinem dortigen Leben geradezu einen Heiligen repräsentierte." Frankl: Theorie und Therapie der Neurosen. S. 153.

[7] Frankl: Theorie und Therapie der Neurosen. S. 153.

[8] Vgl. Frankl: Der unbewußte Gott. S. VII.

[9] Vgl. Frankl: Der unbedingte Mensch. S. 52.

[10] Ebd.

## 2. *Die Freiheit gegenüber dem neurotischen und psychotischen Daseinsmodus*

Freiheit trotz Bedingtheiten — das gilt auch für den neurotischen und sogar für den psychotischen Daseinsmodus. Dagegen spricht nach Frankls Meinung nicht die Tatsache, daß der Neurotiker dazu neigt, seine partielle Unfreiheit — eben dem Symptom und den daraus resultierenden Folgen gegenüber — zu generalisieren[11]. Dagegen spricht auch nicht die Tatsache, daß der Psychiater nur selten des freien Spielraumes des Psychotikers ansichtig wird, denn: „Die Freiheit, gegenüber unserer psychologischen Verfassung eine Einstellung zu wählen, läßt sich auch noch in pathologischen Fällen nachweisen. Immer wieder begegnen wir Psychiater Patienten, deren Einstellung zu dem, was an ihnen pathologisch sein mag, selber und ihrerseits nichts weniger als pathologisch ist"[12]. Frankl beruft sich auf ihm bekannte Fälle von Paranoia: Er weiß von Paranoikern, die ihre vermeintlichen Verfolger und Gegner töteten, er weiß von anderen, die ihnen verziehen[13]. Er verweist auf Suicidanten[14], die aus ihrer Depression heraus Selbstmord begingen, und ihm sind potentielle Suicidanten bekannt, die um eines Menschen oder einer Sache willen ihre Selbstmordimpulse überwanden — und er meint „psychologische Wirklichkeit", wenn er sagt, diese Kranken hätten, sofern sie nicht sich selbst oder andere töteten, „aus ihrer Menschlichkeit heraus"[15] sich von ihren Impulsen distanziert. Die Einengung des Neurotikers oder des Psychotikers durch das Psychische oder das Somatische mag erheblich sein, dennoch: „Letzten Endes wird menschliches Verhalten jedenfalls nicht von Bedingungen diktiert, die der Mensch antrifft, sondern von einer Entscheidung, die er trifft"[16].

Wir sind uns dessen bewußt, daß wir nur wenige Illustrationen — und noch dazu z. T. in den Anmerkungen! — für Frankls These dargeboten haben, daß, unter der ontologischen Voraussetzung des Noetischen, das Existentielle sich gleichsam sekundär erschließe. Wir haben auf die Ausbreitung des Materials aus folgendem Grund verzichtet: Selbst das

---

[11] Vgl. Frankl: Ärztliche Seelsorge. S. 100.

[12] Frankl: Wille zum Sinn. S. 158.

[13] Vgl. ebd. S. 158 f.

[14] Vgl. ebd. S. 159.

[15] Ebd.

[16] Ebd. S. 157.

von Frankl weit ausgebreitete Material hat — im naturwissenschaftlichen Sinne — keine Beweiskraft für seine These, daß sich der Mensch gegenüber seinen Bedingtheiten frei verhalten kann und daß diese Freiheit eine unverlierbare Möglichkeit eines jeden Menschen ist. Wer Freiheit als eine anthropologische Gegebenheit betrachtet, wird immer die Antwort auf die Frage nach dem die Freiheit Bedingenden schuldig bleiben. Frankl kennt die Ausweglosigkeit dieser Fragestellung: „Selbstverständlich ließe sich einwenden, daß diese Entscheidung selber und ihrerseits irgendwie bedingt ist. Ebenso selbstverständlich ist aber auch, daß diese zu einem Regressus in infinitum führen würde“[17]. Deshalb beruft er sich auf M. B. Arnold, die gesagt hat, alle Entscheidungen seien verursacht, „aber verursacht durch den, der sie trifft“[18], das heißt: durch den Menschen, dessen Geistigkeit sich der naturalistischen Beschreibung entzieht. Wird aber dennoch der Versuch unternommen, Freiheit in kausalgenetischen Denkformen zu beschreiben, dann wird sie in die psychologische Dimension projiziert und ihres spezifisch humanen Charakters beraubt.

Frankl weiß, daß die Aufgabe der Naturwissenschaften das „obligate Rückgängigmachen der volldimensionalen Struktur der Wirklichkeit“[19] auf jeweils eine Dimension ist — und das respektiert, ja fordert er. Doch sollen sie sich stets dessen bewußt bleiben, daß sie nicht, von dieser Voraussetzung aus, die „volldimensionale“ Wirklichkeit in den Blick bekommen können, d. h. sie sollen ihre Ergebnisse nicht generalisieren. Frankl legt Zeugnis ab[20] von der Freiheit des Menschen, und er tut es häufig auf eine „beinahe empirische, experimentelle Weise“[21], aber er weiß, daß sie letztlich nicht nachweisbar ist, daß es letztlich gilt, an das die Freiheit ermöglichende Noetische zu glauben. Das formuliert er deutlich in seinen beiden Credenda: Das „psychotherapeutische Credo“[22] bekennt den Glauben „an diese Fähigkeit des Geistes im Menschen, unter allen Bedingungen und Umständen irgendwie abzurücken vom und sich in fruchtbare Distanz zu stellen zum Psychophysikum an ihm“[23]. „Unter allen

---

[17] Ebd.

[18] M. B. Arnold: The Human Person. New York 1954. S. 40.

[19] Frankl: Grundriß der Existenzanalyse. S. 663.

[20] Frankl: Der unbedingte Mensch. S. VIII.

[21] J. Bökmann: Aufgaben und Methoden der Moralpsychologie. Köln 1964. S. 189.

[22] Frankl: Wille zum Sinn. S. 116.

[23] Ebd.

Umständen" — das meint nicht nur die neurotischen, sondern auch die psychotischen Bedingtheiten, und deshalb meint das andere, „psychiatrische Credo" den „Glauben an das Fortbestehen der geistigen Person auch noch hinter der vordergründigen Symptomatik psychotischer Erkrankung"[24].

Dieses Credo, von vielen seiner Fachkollegen strikt abgelehnt — wir werden darüber später sprechen — wirft noch einmal ein besonderes Licht auf Frankls Verständnis der geistigen Person: Sie kann erkranken, sie kann gestört werden durch eine somatische oder psychische Krankheit, zerstört werden aber kann sie nicht, zerstört werden kann nur das Psychophysikum. Es gibt deshalb für Frankl keine „Geistes-Krankheiten"[25], denn: „nicht eine restlose Bedingtheit, sondern eine restliche Freiheit des Geistes ist es, das sich da offenbart: relative Unabhängigkeit des Geistes — oder, wenn wir es mit den Worten N. Hartmanns ausdrücken wollen: ‚Autonomie trotz Dependenz' "[26]. Die Fähigkeit, sich un-bedingt zu Leib, Seele und Umwelt verhalten, sich von ihnen distanzieren und sich selbst trotz aller Bedingtheiten transzendieren zu können, hat der Mensch deshalb, weil er eben nicht nur gebunden ist durch einen „psychophysischen Parallelismus"[27]: Der Mensch „existiert" auf Grund des die geistige Person auszeichnenden „noopsychischen Antagonismus"[28], der Fähigkeit des Noetischen, sich mit Bios und Psyche „auseinandersetzen" zu können. Existentiell wird der Mensch, da ihm, was das gleiche meint, die „Trotzmacht des Geistes"[29] eignet.

Die Leidenschaft, mit der Frankl seine beiden Credenda, und insbesondere das psychiatrische, vertritt, ist letztlich begründet in der Sorge um die Würde des Menschen[30]. Er will verhindern, daß der Mensch — und insbesondere der kranke — als „homme machine"[31] betrachtet, behandelt und — seine Jahre im Konzentrationslager haben Frankl diese Gefahr nie vergessen lassen — möglicherweise euthanisiert wird, wenn

---

[24] Ebd. S. 110.
[25] Ebd.
[26] Frankl: Der unbedingte Mensch, S. 57.
[27] Frankl: Grundriß der Existenzanalyse. S. 658.
[28] Frankl: Wille zum Sinn. S. 116.
[29] Frankl: Grundriß der Existenzanalyse. S. 658.
[30] Vgl. Frankl: Wille zum Sinn. S. 110.
[31] Ebd.

er bar jeden „Nutzwertes“[32] ist. Sein Credo, das Geistige sei nicht erkrankungsfähig, ist für einen Neurologen und Psychiater eine verwegene These, vor allem dann, wenn er selbst bekennt: „Niemand braucht mich erst aufmerksam zu machen auf die Bedingtheit des Menschen — schließlich bin ich Facharzt für zwei Fächer, Neurologie und Psychiatrie, und als solcher weiß ich sehr wohl um die biopsychologische Bedingtheit des Menschen“[33]. Daß er dennoch — trotz dieser Einsicht in die Tatsache der Bedingtheit des Geistigen zugleich seine Un-bedingtheit postuliert, ist unserer Auffassung nach letztlich begründet in seinem Glauben an die unverlierbare Möglichkeit eines jeden Menschen, frei und verantwortlich den Sinn seines Daseins finden zu können.

## VI. Die Verantwortlichkeit der geistigen Person

Die Freiheit des Menschen sieht Frankl grundsätzlich in einer doppelten Weise eingeschränkt: einmal durch die biologischen, psychologischen und soziologischen Bedingtheiten, die allerdings zugleich der Bereich sind, in dem sich der Spielraum der Freiheit erweist, die Freiheit „von“ den Bedingtheiten, zum anderen ist sie eine durch den Logos eingeschränkte, auf den hin die Existenz sich transzendiert[1]. Diese Freiheit „wozu“ ist das Verantwortlichsein des Menschen, und diesem „positiven Aspekt“[2] der Freiheit gilt die besondere Konzentration der Existenzanalyse und Logotherapie. Die Existenzanalyse ist letztlich „eine Analyse auf Verantwortlichsein hin“[3], denn die Verantwortlichkeit ist der „Wesengrund der menschlichen Existenz“[4]. Freiheit ist stets und primär ein Freisein zum Verantwortlichsein.

Deshalb grenzt Frankl sein Menschenbild nicht nur gegen das psychologistische ab, sondern auch gegen das der Existenzphilosophie, der von ihr beeinflußten Psychotherapie und — vor allem — gegen das des

---

[32] Ebd.
[33] Frankl: Ärztliche Seelsorge. S. 30.
[1] Vgl. Frankl: Grundriß der Existenzanalyse. S. 678.
[2] Frankl: Wille zum Sinn. S. 170.
[3] Frankl: Philosophie und Psychotherapie. S. 709.
[4] Frankl: Ärztliche Seelsorge. S. 39.

Existentialismus Sartrescher Prägung[5]. Zwar sehen auch diese Anthropologien die Person charakterisiert durch ihre „Weltoffenheit", aber sie unterschlagen — so Frankl — deren doppelten Aspekt, den Logos und die Liebe, und sind darum „subjektivistisch"[6]. Für sie ist die Welt lediglich der „subjektive Entwurf einer subjektiven Welt", und deshalb lösen sie sie auf in „bloße Weltentwürfe"[7]. Seinen Grund hat dieser Subjektivismus in der einseitigen Betonung der Freiheit des Menschen: „Tatsächlich steht im Vordergrund, ja im Mittelpunkt all dieser Philosopheme die Entscheidung, ohne daß nach dem Wofür oder Wogegen gefragt würde; die Rede ist immer nur von der Freiheit und, darüber hinaus, allenfalls auch noch von dem, wovon der Mensch frei ist, aber nicht von dem, wozu er frei ist"[8]. Deutlich berührt sich hier, meinen wir, Frankls Kritik mit der N. Hartmanns an Heidegger. Hartmann wirft Heidegger vor, er verstehe alles Seiende als ein relativ auf den Menschen hin bezogenes, er gleiche das Sein und das Seinsverstehen viel zu eng einander an; die Welt sei für ihn auf den Menschen hin angelegt, während es doch umgekehrt sei, daß nämlich der Mensch sich in der Welt vorfinde[9]. Deutlich wird bei dieser Frankl-Kritik auch noch einmal der Einfluß M. Schelers, von dem Frankl das Prinzip der Objektivität und absoluten Gültigkeit der Werte übernahm[10].

Nur dann, sagt Frankl, wird das Wesen der Freiheit als ein Freisein zum Verantwortlichsein erkannt, wenn die „Weltoffenheit", die Selbsttranszendenz des Menschen als eine die Immanenz übersteigende gesehen wird: die Existenz und damit ihr „Wesensgrund", die Verantwortlichkeit, hat zutiefst transzendentalen Charakter[11]. Deshalb ist der Mensch verantwortlich „für die Erfüllung und Verwirklichung von Sinn und Werten, und hierin erblicken wir das objektive Korrelat aller Entscheidung und Freiheit: in einer objektiv geistigen Welt des Sinns und der Werte — im Logos"[12].

---

[5] Vgl. Frankl: Der unbewußte Gott. S. 85 f.
[6] Frankl: Wille zum Sinn. S. 84. Anm. 3.
[7] Ebd. S. 84.
[8] Ebd. S. 83.
[9] N. Hartmann: Zur Grundlegung der Ontologie. Berlin $1965^4$. S. 43 f.
[10] Vgl. Frankl: Ärztliche Seelsorge. S. 53 f.
[11] Vgl. Frankl: Der unbewußte Gott. S. 76.
[12] Frankl: Wille zum Sinn. S. 83 f.

Verantwortlichkeit ist durch zweierlei charakterisiert:

1. Als eine auf den Logos gerichtete ist sie, entsprechend dem Doppelaspekt der „Weltoffenheit", eine Verantwortlichkeit im Modus der Liebe und nicht der Gesetzlichkeit, die Existenz *ist* in ihrem „Wesensgrund" Verantwortlichkeit.

2. Der Mensch wird von ihr nicht entbunden, er kann gar nicht von ihr entbunden werden — unter keinen Umständen, denn: ist das Geistige unverlierbar, so auch die Freiheit und damit die Verantwortlichkeit. Deshalb ist sie „etwas Furchtbares" und „etwas Herrliches" zugleich: „*Furchtbar* ist es: zu wissen, daß ich jeden Augenblick die Verantwortung trage für den nächsten; daß jede Entscheidung, die kleinste wie die größte, eine Entscheidung ist ‚für alle Ewigkeit'; daß ich jeden Augenblick eine Möglichkeit, die Möglichkeit eben des einen Augenblicks, verwirkliche oder verwirke. Nun birgt jeder einzelne Augenblick Tausende von Möglichkeiten, ich aber kann nur eine einzige wählen, um sie zu verwirklichen. Alle andern aber habe ich damit auch schon gleichsam verdammt, zum Nie-sein verurteilt, und auch dies ‚für alle Ewigkeit'! Doch *herrlich* ist es: zu wissen, daß die Zukunft, meine eigene und mit ihr die Zukunft der Dinge, der Menschen um mich, irgendwie — wenn auch in noch so geringem Maße — abhängig ist von meiner Entscheidung in jedem Augenblick. Was ich durch sie verwirkliche, was ich durch sie ‚in die Welt schaffe', das rette ich in die Wirklichkeit hinein und bewahre es so vor der Vergänglichkeit"[13].

In dieser Weise verantwortlich, radikal verantwortlich ist die Person allein deshalb, weil ihre Aufgaben nicht von einer anderen übernommen werden können und weil die Zeit, über die sie zur Realisierung ihrer Aufgaben verfügt, eine begrenzte und irreversible ist. Mit anderen Worten: Die „Einzigartigkeit und Einmaligkeit"[14] der Person — und damit kommen wir auf den letzten wesentlichen Aspekt des Menschseins zu sprechen — ist konstitutiv für seine radikale Verantwortlichkeit, damit aber zugleich für die Sinnhaftigkeit des menschlichen Daseins, denn: verantwortlich ist der Mensch zur Sinnerfüllung durch Wertverwirklichung[15].

---

[13] Frankl: Ärztliche Seelsorge. S. 48.

[14] Ebd. S. 69.

[15] Vgl. Frankl: Grundriß der Existenzanalyse. S. 679.

## VII. Die Einzigartigkeit und Einmaligkeit der Person als Konstituenten ihrer Sinnhaftigkeit

### *1. Die Einzigartigkeit der Person*

Frankls Einsicht in die Unmöglichkeit, die geistige Person mit naturalistischen Kategorien beschreiben zu können, ist nichts anderes als die Konsequenz aus der Erkenntnis, daß jede Person einzigartig ist: „Mit jedem Menschen, der zur Welt kommt, wird ein absolutes Novum ins Sein gesetzt, zur Wirklichkeit gebracht ..."[1], und einzigartig ist sie, weil sie eine creatio des Logos ist: „Die Person begreift sich nicht anders denn von der Transzendenz her. Mehr als dies: der Mensch ist auch nur Mensch in dem Maße, als er sich von der Transzendenz her versteht — er ist auch nur Person in dem Maße, als er von ihr her personiert wird: durchtönt und durchklungen vom Anruf der Transzendenz"[2]. Das gleiche meint der folgende Satz: „Die Eltern geben bei der Zeugung eines Kindes die Chromosomen her — aber sie hauchen nicht den Geist ein .. Durch die überkommenen .. Chromosen wird ein Mensch nur darin bestimmt, was er ‚hat', aber nicht darin, was er ‚ist' ..."[3]. Ist nun die Person einzigartig, so sind auch die Situationen einzigartige und unverwechselbare, so kann der Mensch in den Situationen, die ihm begegnen, von niemandem vertreten werden[4].

Die entscheidende Frage aber ist, ob nicht die Begrenztheit und Irreversibilität seiner Zeit, ob nicht der Tod das in Verantwortlichkeit Realisierte und damit die Sinnhaftigkeit seines Daseins zunichte macht?

### *2. Die Einmaligkeit der Person*

Auf diese Frage antwortet Frankl explizit in seinem Buch „Zeit und Verantwortung"[5], und die Antwort, die er darin gibt, ist verblüffend: Menschliches Dasein wäre sinnlos, wenn seine Zeit unbegrenzt und irreversibel wäre, dann könnte die Verwirklichung von Verantwortlichkeit unbegrenzt hinausgezögert werden[6]. Deshalb begründet der

[1] Frankl: Wille zum Sinn. S. 109.
[2] Frankl: Wille zum Sinn. S. 117.
[3] Frankl: Der unbedingte Mensch. S. 64.
[4] Vgl. Frankl: Ärztliche Seelsorge. S. 68.
[5] Frankl: Zeit und Verantwortung. Wien 1947. Insbesondere S. 25 ff.
[6] Vgl. ebd. Vgl. auch Frankl: Homo patiens. S. 72.

Tod den „Forderungscharakter"[7] der Verantwortlichkeit und macht die Gegenwart zum zeitlichen Raum für die Verwirklichung von Werten und damit zum Ort der Sinnerfüllung.

Werden aber nicht die im Gegenwärtigen verwirklichten Werte durch die vergehende Zeit wieder zunichte gemacht, und steht nicht auch schon die Zukunft unter dem Schatten der vergehenden Zeit? „Die Existenzanalyse stellt nun angesichts der tatsächlichen Vergänglichkeit alles Seins folgende Behauptung auf: Vergänglich sind eigentlich nur die Möglichkeiten, die Chancen zur Wertverwirklichung, die Gelegenheiten, die wir zum Schaffen oder zum Erleben oder zum Leiden haben. Sobald wir diese Möglichkeiten verwirklicht haben, sind sie nicht mehr vergänglich, sondern sind sie vergangen. Sie sind vergangen — und das will heißen: eben in ihrem Vergangensein sind sie"[8]. Das heißt: Das Wesen des Menschen, seine personale Existenz, ist identisch mit seiner Geschichte; Existenz ist, was ihre Geschichte ist. Deshalb „harrt" — „vor dem Engpaß der Gegenwart" — „alles der Erlösung, die ihm zuteil wird, indem es — als Ereignis — im Vergehen eingeht ins Vergangensein, oder — als unser Erlebnis und unsere Entscheidung — von uns eingelassen wird in die Ewigkeit"[9]. Das aber bedeutet nichts Geringeres, als daß der Mensch „sein eigener Himmel und seine eigene Hölle" ist, „je nach dem"[10]. Und es ist der Tod, der den Menschen veranlaßt, die Möglichkeiten der Existenz zu verwirklichen, es ist der Tod, der letztlich das Leben sinnvoll macht. Dem Menschen aber verbleibt sein geistiges „Selbst"[11], denn es ist durch den Tod „end-gültig"[12] geworden.

Diese für Frankl entscheidende Frage, wie der einmaligen und einzigartigen Person angesichts der Endlichkeit der Zeit überhaupt eine verantwortliche und sinnvolle Daseinsgestaltung möglich sei, ist auch die wesentliche Frage der Existenzphilosophie, insbesondere Heideggers. In „Sein und Zeit"[13] wird die Besinnung auf den Tod für ihn zum Schlüssel des Verständnisses der „je-meinigen", konkreten „Existenz"[14]. Das Da-

[7] Frankl: Zeit und Verantwortung. S. 27 f.
[8] Ebd. S. 19.
[9] Ebd. S. 24.
[10] Ebd. S. 26.
[11] Ebd. S. 25.
[12] Ebd. S. 19.
[13] M. Heidegger: Sein und Zeit. Tübingen 1953$^7$.
[14] Vgl. ebd. S. 12, 42, 114.

sein als ein „Sein-zum-Tod" begründet die „Sorge"[15], die Seinsart des zu sich selbst gekommenen Menschen. Der Sorgende erkennt die Unwiderruflichkeit seiner Entscheidungen und versucht, seine Existenz zur Freiheit und Selbstverantwortung zu führen[16] — aber eben zur Selbstverantwortung, und das macht wiederum die wesentliche Differenz zwischen ihm und Frankl aus. Da aber diese Differenz den anthropologischen Grundansatz betrifft, sehen wir die Versuche, Frankls Ontologie als eine existentialphilosophische klassifizieren zu wollen, als eine Verkennung eben dieser grundsätzlich voneinander verschiedenen Ansätze[17]. Darin aber stimmen beide wieder überein, daß die verwirklichten Möglichkeiten bleibende Wirklichkeit der Existenz sind, denn, so sagt Heidegger: „Das Vergangene geht. Das Gewesene kommt"[18], wobei allerdings Frankl mit „Vergangenem" das „Gewesene" im Sinne Heideggers meint. Frankls Ontologie der Person, wie wir sie in ihren Grundzügen skizzierten, will den Menschen weder ontisch[19] noch idealistisch[20] beschreiben. Sie versteht sich als Lehre vom „wahren"[21] Bild des Menschen. Viererlei will sie zum Ausdruck bringen:

1. Menschliche Existenz gründet nicht in sich selbst, deshalb kann sie nicht aus sich selbst verstanden werden. Darum ist auch jeder Versuch, sie mit nicht-existentiellen Kategorien beschreiben zu wollen, von vornherein zum Scheitern verurteilt.

2. Weil menschliches Sein nicht im Vorfindlichen, sondern im Vorgefundenen, nicht in der Immanenz, sondern in der Transzendenz gründet, darum ist die Existenz bestimmt durch „Intentionalität", während der Logos, auf den hin die Existenz sich ausrichtet, gekennzeichnet ist durch „Transzendentalität". Darum ist auch nicht die Existenz selbst, sondern der Logos auctor legis des Menschen.

3. Dann aber entsteht die Frage, ob der Mensch auch das leisten kann, was er leisten soll. Die Antwort der Existenzanalyse lautet darauf: Weil die Verantwortlichkeit der unverlierbare „Wesensgrund" der Existenz und sie ein Freisein zum Verantwortlichsein ist, kann der

[15] Vgl. ebd. S. 192, 196. Insbesondere S. 234 und 259.
[16] Vgl. ebd. S. 193. Insbesondere S. 226.
[17] Vgl. Frankl: Homo patiens. S. 80 ff.
[18] Frankl: Selbstdarstellung. S. 178.
[19] Vgl. Frankl: Der unbedingte Mensch. S. VII.
[20] Vgl. ebd.
[21] Vgl. Korger und Polak: Der geistesgeschichtliche Ort. S. 651.

Mensch sein Sollen verwirklichen — im Rahmen seiner Bedingtheiten. Da jedoch Verantwortlichkeit Ausdruck der Selbsttranszendenz und ihrer beiden Aspekte, Logos und Liebe, ist, kann er nicht nur verantwortlich sein — er will es auch. Letztlich verwirklicht er sein Sollen aufgrund seines Wollens, denn die Liebe ist die personale Seinsweise des Menschen.

4. Der Ontologe Frankl will die grundsätzliche Möglichkeit des Menschseins, das Freisein zur Verantwortlichkeit, herausstellen, der Psychiater und Psychotherapeut Frankl aber weiß, daß sie, obwohl sie die Möglichkeit eines jeden Menschen ist, nicht von jedem verwirklicht wird oder werden kann — ohne die Hilfe dritter. Gerade dann aber sieht er sich vor die Aufgabe gestellt, die „Ressourcen"[22] des Geistigen, das Un-bedingte im Menschen, das Freisein zur Verantwortlichkeit (wieder) zu erschließen. Und gerade dann vergegenwärtigt er sich sein Credo — das sich ihm in praxi immer wieder „bewahrheitet"[23] — einerseits an die Unverlierbarkeit dieser für ihn genuin menschlichen Möglichkeit und zum anderen an ihre unmittelbare Hinzugehörigkeit zum menschlichen Dasein.

Das ist das große Thema der Existenzanalyse und Logotherapie: Der Mensch ist nicht seinem Schicksal ausgeliefert, er kann sich distanzieren von sich selbst, kann hinausweisen über sich selbst, kann sein Leben verändern, kann Geschichte machen, denn er ist frei zur Verantwortlichkeit gegenüber dem Sinn seines Daseins. Und wenn wir jetzt vom Existenz- zum Logosverständnis Frankls überwechseln, dann wird sich zeigen, daß der Psychiater und Psychotherapeut Frankl dem Ontologen Frankl ein phänomenologisches Postulat sicher bestätigen wird: Jeder Mensch fragt nach dem Logos, dem Sinn, solange er lebt, stellt diese Frage mit seinem ganzen Menschsein — auch wenn es ihm nicht immer bewußt ist, so daß sogar, wenn sie ihm unbeantwortet bleibt, der ganze Mensch erkranken kann.

---

[22] Frankl: Wille zum Sinn. S. 180.

[23] Vgl. Frankl: Ärztliche Seelsorge. S. 96 ff.

## C. DER SINN

### I. Die Frage nach dem Sinn

"Psychodynamik" — dieser Begriff kennzeichnet die psychologische Lehre von den intrapsychischen Spannungsverhältnissen. „Noodynamik"[1] — dieser Begriff beschreibt die existenzanalytische Sicht der für das Menschsein konstitutiven Spannung zwischen Existenz und Logos, subjektivem und objektivem Geist, zwischen „Sein und Sinn"[2]. Er meint „jene geistige Dynamik, die sich in einem Spannungsverhältnis abspielt, dessen beide Pole dargestellt werden durch den Sinn, der da zu erfüllen ist, und dem Menschen, der ihn zu erfüllen hat"[3]. Steht für das psychodynamische Denken hinter dem Wollen des Menschen ein Müssen, so für das existenzanalytische „vor dem Wollen ein bewußtgewordenes Sollen"[4].

Diese Dynamis zwischen der „Faktizität" und „Fakultativität" des Menschen qualifiziert die Frage nach dem Sinn als d i e wesentliche und menschlichste aller Fragen[5], ist „eigentlicher Ausdruck des Menschen schlechthin — Ausdruck nachgerade des Menschlichsten im Menschen ..."[6]. Nur der Mensch kann diese Frage stellen, nicht das Tier, deshalb aber kann auch nur er das Sein als ein frag-würdiges erfahren. Deshalb irrt Freud, wenn er sagt: „Im Moment, da man nach Sinn und Wert des Lebens fragt, ist man krank ..."[7]. Eher ließe sich dieser Satz umkehren.

Zwei mögliche Aspekte der Sinnfrage sind n i c h t Frankls Thema: Einmal die Frage nach dem Sinn des Ganzen, zum anderen die nach dem Sinn der „Existentialität" der Existenz:

1. Die Frage nach dem Sinn des Weltganzen zu stellen, hält Frankl für sinnlos, weil sie ihm unbeantwortbar erscheint: Im Gegensatz zum Tier

---

[1] Frankl: Ärztliche Seelsorge. S. 6.

[2] Ebd. S. 77.

[3] Frankl: Die Psychotherapie in der Praxis. S. XIV.

[4] Frankl: Grundriß der Existenzanalyse. S. 683.

[5] Vgl. Frankl: Ärztliche Seelsorge. S. 39.

[6] Ebd.

[7] S. Freud, Briefe 1873—1939, Frankfurt am Main 1960, S. 429.

ist der Mensch mit seiner Welt nicht identisch, er „hat" Welt[8]. Daraus kann aber nicht der Schluß gezogen werden, also könne er den Horizont seiner Welt übersteigen, d. h. von einem Ort außerhalb ihrer deren Ganzes überschauen und deuten. Er bleibt an seinen Raum und seine Zeit gebunden[9]. Die Frage nach dem Sinn des Weltganzen ist deshalb unbeantwortbar, es sei denn — mit Hilfe eines „Grenzbegriffs"[10], den Frankl „Über-Sinn"[11] nennt.

Was dieser Begriff meint, versucht er verstehbar zu machen am Verhältnis der tierischen Umwelt zur Welt des Menschen durch das Gleichnis vom „Goldenen Schnitt": „Ihm zufolge verhält sich der kleinere Teil zum größeren so wie der Größere zum Ganzen. Nehmen wir das Beispiel eines Affen, dem schmerzhafte Injektionen gegeben werden, um ein Serum zu gewinnen. Vermöchte der Affe jemals zu begreifen, warum er leiden muß? Aus seiner Umwelt heraus ist er außerstande, den Überlegungen des Menschen zu folgen, der ihn in seine Experimente einspannt; denn die menschliche Welt, eine Welt des Sinnes und der Werte, ist ihm nicht zugänglich. An sie reicht er nicht heran, in ihre Dimension langt er nicht hinein"[12]. Deshalb fragt Frankl: „... müssen wir nicht annehmen, daß die menschliche Welt selber und ihrerseits überhöht wird von einer nun wieder dem Menschen nicht zugänglichen Welt, deren Sinn, deren ‚Über-Sinn' allein seinem Leiden erst den Sinn zu geben imstande wäre"[13]?

Für Frankl ist der Begriff „Über-Sinn" ein Analogon zu Kants Postulaten der Vernunft[14]: der Mensch *kann* den „Über-Sinn" *nicht* denken, denn er ist an Raum und Zeit gebunden, gleichwohl *muß* er ihn denken, wenn er zur Sinnfindung gelangen will. Wie ist diese Antinomie auflösbar? Allein durch den *Glauben*[15], und dieser „Sinnglaube"[16] ist eine „transzendentale Kategorie"[17]. Zwar entzieht er sich jeder Beweisbarkeit, aber aus seiner Unbeweisbarkeit ist weder — gegen Freud —

---

[8] Vgl. Frankl: Ärztliche Seelsorge. S. 44.
[9] Vgl. ebd.
[10] Ebd.
[11] Ebd.
[12] Frankl: Wille zum Sinn. S. 117.
[13] Ebd.
[14] Frankl: Ärztliche Seelsorge. S. 44.
[15] Ebd.
[16] Frankl: Wille zum Sinn. S. 118.
[17] Ebd.

die Frage nach dem Sinn menschlichen Daseins als eine pathologische zu klassifizieren, noch ist aus ihr — gegen den Existentialismus — die „Absurdität"[18] des Daseins zu schließen. Die Unüberschaubarkeit des Weltganzen und seine Undeutbarkeit bedeuten nichts anderes als die Anerkenntnis der genuin menschlichen Grundgegebenheiten, daß der Mensch ein an Raum und Zeit gebundener ist[19].

Der Sinnglaube als Glaube an eine letzte und höchste Sinngebung der menschlichen Existenz ist unverzichtbar[20], denn er allein ist Motivation und Grund menschlicher Sinnsuche und Sinnfindung[21]. Anders gesagt: Er setzt das Daß der Sinnhaftigkeit des menschlichen Daseins voraus und veranlaßt zur Sinnsuche im Dasein. Nicht um die Aufschlüsselung des „Pathodizee"-, schon gar nicht des „Theodizee"-Problems[22], auch nicht um die Sinndeutung des Weltganzen geht es diesem Glauben, sondern um die Gewißheit, daß Sinnfindung in der Welt des Menschen möglich ist auf Grund der Sinngebung durch die seine Welt umgreifende „Über-Welt"[23]. Wir begnügen uns vorläufig mit diesen Hinweisen auf den „Über-Sinn"; es ging uns in diesem Zusammenhang lediglich um die Abgrenzung dessen, was Frankls Sinnfrage nicht meint. Und sie meint auch nicht:

2. Die Frage nach dem „Sinn ihrer eigenen Existentialität"[24]. Das heißt: Er fragt auch nicht nach dem Sinn des Seins der Existenz, nach dem Grund ihrer selbst, danach, warum und wozu der Mensch ein nach dem Sinn fragender sei. Auch diese Frage bleibt seiner Meinung nach unbeantwortet. Deshalb gilt für sie, was auch für die Frage nach dem Sinn allen Seins gilt: Auf diese Frage gibt es keine Antwort, weil bei der „Frage nach dem Sinn von Sein ... das Sein von Sinn immer schon vorausgesetzt ist"[25].

Für Frankl ist die Sinnfrage die spezifisch humane Frage. Deshalb sieht er sie auch nicht gebunden an Alter und Geschlecht, an Kulturkreise und Bildungsschichten, sie ist nicht nur die Frage des Verzweifelten, son-

---

[18] Frankl: Homo patiens. S. 56.
[19] Vgl. ebd.
[20] Frankl: Der Wille zum Sinn. S. 118.
[21] Vgl. ebd.
[22] Frankl: Der Mensch auf der Suche nach Sinn. S. 86.
[23] Frankl: Ärztliche Seelsorge. S. 44.
[24] Frankl: Homo patiens. S. 57.
[25] Frankl: Wille zum Sinn. S. 118.

dern auch die Frage dessen, der Ja zum Leben sagt[26]. Es gibt zwar Lebensphasen, in denen sie besonders vehement gestellt wird, z. B. in der Pubertät, um die Lebensmitte herum, an der Schwelle zum Alter oder auch in Krisenzeiten, die nicht altersspezifisch sind[27]. Sie wird aber auch unausgesprochen und unbewußt gestellt, dann nämlich — und damit deuten wir einen Hauptbereich logotherapeutischer Arbeit an —, wenn der Mensch seine Verantwortlichkeit verdrängt hat und ein „existentielles Vakuum" sein Leben bestimmt. Ob aber bewußt oder unbewußt, jeder Mensch fragt nach Sinn, denn er g l a u b t an Sinn: „Ob er es will oder nicht, ob er es wahrhat oder nicht — der Mensch glaubt an einen Sinn, solange er atmet. Noch der Selbstmörder glaubt an einen Sinn, wenn auch nicht des Lebens, des Weiterlebens, so doch des Sterbens. Glaubte er wirklich an keinen Sinn mehr — er könnte eigentlich keinen Finger mehr rühren und schon darum nicht zum Selbstmord schreiten"[28].

Dieser Glaube an einen Sinn ist alles andere als eine Projektion unerfüllter menschlicher Wünsche oder Ausdruck neurotischen Fehlverhaltens, sondern — der eine Aspekt der das Menschsein charakterisierenden „Weltoffenheit" und Selbstranszendenz, das Ausgerichtetsein auf den Logos, den Sinn, von Frankl „Wille zum Sinn"[29] genannt. Dieser „Wille" ist das Movens des Menschen und Grund für seine Frage nach dem Sinn.

## II. Frankls motivationstheoretisches Konzept: Der Wille zum Sinn

„Menschliches Sein wird von der Existenzanalyse gesehen als wesentlich durchwaltet"[1] nicht von Lust, auch nicht von Macht, auch nicht von Selbstverwirklichung, sondern von einem Willen zum Sinn, dem es um „Sinnerfüllung"[2] geht. Der Mensch will nicht „dasein um jeden Preis"; was er „wirklich will, ist: sinnvoll sein"[3]. Der „Wille zum Sinn" be-

---

[26] Vgl. Frankl: Ärztliche Seelsorge. S. 39 f.
[27] Vgl. ebd. S. 40.
[28] Frankl: Wille zum Sinn. S. 118.
[29] Frankl: Der Mensch auf der Suche nach Sinn. S. 14.
[1] Frankl: Homo patiens. S. 30.
[2] Frankl: Der Mensch auf der Suche nach Sinn. S. 65.
[3] Homo patiens. S. 72.

stimmt primär sein Handeln, ist das Grundmotiv der menschlichen Existenz, ist ein anthropologisches Motiv sui generis.

Das menschliche „Ringen um einen Daseinssinn (ist) etwas Primäres, ja das primärste Charakteristikum und, wie wir es darum nennen wollen, ein Constituens menschlicher Existenz"[4].

Daß die psychologistische Psychotherapie dieses Motiv verkennt, ist für Frankl eine Konsequenz ihres reduktionistischen Menschenbildes, genauer: eine Folge der Verkennung des anderen Aspektes der Selbsttranszendenz: der Liebe. So geben z. B. Freud und Adler „die personale Existentialität der Liebe" preis und wenden sich „einzig und allein deren vitaler bzw. sozialer Faktizität"[5] zu. Dadurch pervertieren sie die Liebe zur „Libido" bzw. zum „Gemeinschaftsgefühl"[6] und sehen nur noch das sexuelle Getrieben- bzw. Gebundensein des Menschen. Dem so verstandenen Menschen geht es allerdings nicht mehr primär um den anderen, sondern vor allem um sich selbst, der andere wird gebraucht als Mittel zum Zweck der Befriedigung der Libido und des Gemeinschaftsgefühls[7]. Daraus resultiert: „Entsprechend der psychoanalytischen Abkehr von der personalen Existentialität und Hinwendung zur vitalen Faktizität, nämlich zur Sexualität des Menschen, wird aus dem Willen zum Sinn ein Wille zur Lust — das ‚Lustprinzip' der Psychoanalyse. Und entsprechend der individualpsychologischen Hinwendung zur sozialen Faktizität, also zur Sozietät des Menschen, wird aus dem Willen zum Sinn ein Wille zur Macht — das ‚Geltungsstreben' der Individualpsychologie"[8]. Demnach sind der „Wille zur Lust" und der „Wille zur Macht" nichts anderes als ein pervertierter, degenerierter „Wille zum Sinn", d. h. sie sind „defiziente Modi der Liebe"[9].

Frankl leugnet nicht doketisch das Lust- und Machtstreben, aber er versteht sie nicht als bestimmende Motive der geistigen Person! Prävalenz gewinnen sie seiner Meinung nach erst dann, wenn sie „hineinwuchern"[10]

---

[4] Frankl: Der Mensch auf der Suche nach Sinn. S. 92.
[5] Frankl: Homo patiens. S. 32.
[6] Ebd.
[7] Vgl. ebd.
[8] Ebd. S. 32.
[9] Ebd.
[10] Vgl. Frankl: Der Mensch auf der Suche nach Sinn. S. 20.

können in das „existentielle Vakuum" eines Menschen, z. B. eines neurotisch Erkrankten, der angesichts seines Leidens keine Antwort (mehr) weiß auf die Frage nach dem Sinn seines Daseins. Mit neurotisch Kranken aber hatten Freud und Adler, jene Pioniere der Psychotherapie, zu tun: „Wen braucht es zu wundern, daß Freud und Adler, die es doch mit frustrierten Patienten zu tun hatten, ihre Befunde verallgemeinerten und Motivationstheorien aufstellen, in deren Rahmen dem Lust- und Geltungsstreben die Hauptrolle zufällt"[11]. Diese Generalisierungen jedoch hatten zur Folge, daß der defiziente Modus des Menschen zum anthropologischen Schlüssel der Existenz gemacht wurde und nicht die Fakultativität seines Seins.

Wie Frankl, so setzt sich auch die „Humanistische Psychologie" vom homöostatischen Prinzip der Psychoanalyse ab. Motiviert sieht sie den Menschen primär durch sein Streben nach „Selbstverwirklichung"[12] im Sinne einer Realisierung der besten Potentialitäten des Menschen. Wie Frankl behauptet sie seine Selbsttranszendenz, wie er sieht sie den Menschen durch seine „Intentionalität" gekennzeichnet — und doch: Der Mensch, wie sie ihn versteht, intendiert nicht den Logos, sondern sich selbst, nicht die Verwirklichung der durch den Logos gegebenen, sondern der eigenen Möglichkeiten[13]. Intendiert aber der Mensch sich selbst — und das hält Frankl auch dieser Motivationstheorie entgegen — so verfehlt sich die Existenz[14].

Der „Wille zum Sinn" darf nun nicht voluntaristisch mißdeutet werden. Wegen seines intentionalen Charakters kann er sich ja nicht selbst intendieren. Den Sinn kann der Mensch ebensowenig wollen wie den Glauben, die Hoffnung und die Liebe. Sie erfüllen sich, wie der Sinn, wenn sie ein „Objekt" haben, das sie intendieren können[15]. Und diese „Objekte" findet der auf den Logos bezogene Mensch, weil ihn diese Beziehung frei macht zur Verantwortlichkeit.

Daß das „Ringen um einen Daseinssinn" kein „bloßes Desiderat und Postulat" darstellt, daß es sich vielmehr „empirisch und praktisch, an

---

[11] Frankl: Der Wille zum Sinn. S. 19.

[12] Psychologische Anthropologie. S. 134. Vgl. auch Ch. Bühler: Werte in der Psychotherapie. In: Hdb. d. Neurosenlehre u. Psychoth., Bd. V. 1961. S. 592.

[13] Vgl. Psychologische Anthropologie. S. 134.

[14] Vgl. Frankl: Der Mensch auf der Suche nach Sinn. S. 76. Anm. 30.

[15] Vgl. Frankl. Der Wille zum Sinn. S. 19.

Hand statistischer Forschungsergebnisse ... nachweisen" läßt, sagt Frankl bereits in seiner 1951 erschienenen „Psychotherapie in der Praxis"[16] und verweist auf eine eigene Untersuchung, derzufolge „mehr als 90 % der daraufhin Befragten erklärten, der Mensch brauche etwas, um dessentwillen er leben, und an die 60 % behaupteten, sie wüßten etwas, um dessentwillen sie ihr Leben einsetzen und hinzugeben bereit wären"[17]. Inzwischen ist dieses Ergebnis seit den sechziger Jahren durch zahlreiche andere Untersuchungen bestätigt und validiert worden:

J. C. Crumbaugh und L. T. Maholick, die Direktoren des Bradley Center in Columbus, USA[18], untermauerten Frankls motivationstheoretisches Konzept ebenso wie A. H. Maslow, der Begründer der „Humanistischen Psychologie"[19]. Und wie Maslow, so kamen auch S. Kratochvil und I. Planova von der Universität Brünn (CSSR) in ihren Arbeiten zu dem Resultat, der Wille zum Sinn sei ein anthropologisches Motiv sui generis[20]. Die wohl umfangreichste und detaillierteste Untersuchung wurde 1971 abgeschlossen: In einer Dissertation im Rahmen des „Instituts für Experimentelle und Angewandte Psychologie der Universität Wien"[21] nahm E. S. Lukas die bisherigen Experimente auf und bestätigte deren Ergebnisse durch ihren „Logo-Test"[22].

Die „empirischen" Daten jedoch haben zur Voraussetzung die Anerkennung des Noetischen. U. E. weist Frankl, wenn er auf diese Daten zu sprechen kommt, nicht hinreichend auf deren Prämisse hin[23]. Das Noetische — das hat er in seinen „metaklinischen" Schriften ja grundsätzlich deutlich gemacht — läßt sich durch das erfahrbare Psychische nur dann erschließen, wenn es als eine ontologische Gegebenheit aufgefaßt, deutlicher: geglaubt wird. Es käme der wissenschaftlichen Diskussion um die — wie wir mit Frankl meinen — für die gesamte Anthropologie außerordentlich bedeutsame Motivationstheorie vom Willen zum Sinn zugute, wenn er in künftigen Arbeiten den wissenschaftstheo-

---

16 Frankl: Psychotherapie in der Praxis.

17 Ebd. S. 218.

18 Frankl: Wille zum Sinn. S. 17.

19 Ebd. S. 181.

20 Ebd. S. 18.

21 Ebd. S. 19.

22 Ebd. S. 216 ff.

23 Vgl. z. B. ebd. S. 18 ff.

retischen Grundriß seiner früheren Schriften bei der Darstellung des seine Theorie validierenden Materials wieder mehr zur Geltung brächte[24].

Ist aber nicht das von uns angesprochene Problem auch eine ständige Gefahr im interdisziplinären Dialog zwischen der Theologie und anderen Wissenschaften, gerade auch der Psychologie? Wenn der Theologe die grundlegende Voraussetzung — zumindest des biblisch begründeten — theologischen Denkens nicht beim Namen nennt, daß Theologie „Reflexion über den Glauben"[25] ist, stattdessen aber den Anschein erweckt, als sei der Glaube das Ergebnis theologischer Reflexion — wird er dann nicht der anderen, nicht-theologischen Wissenschaft bereits den Zugang zum theologischen Denken versperren, geschweige denn ihr die Möglichkeit geben, seine Reflexion über Glaube und Zweifel, Schuld und Freiheit, Angst und Geborgenheit nachvollziehen zu können?

Der Sinnwille ist, so zeigte sich, die primäre Motivation jedes Menschen. Ist daraus etwa zu schließen, daß es eine für alle Menschen verbindliche Sinnformel gibt? Wenn nicht, müßte es sie dann nicht für jedes einzelne menschliche Leben geben? Wenn aber der Einzelne auf Grund von Krankheit, Leiden, sozialer Eingeschränktheiten etc. dieser „Formel" nicht mehr entsprechen könnte, wäre dann nicht die Kluft zwischen seinem Sinnwillen und dem Sinn selbst Anlaß zur Verzweiflung und also Grund zum Sinnlosigkeitsgefühl?

## III. Der Aufgabencharakter des Lebens

Wer ist das Subjekt der Sinnfrage im Sinne Frankls? Wenn der „Wille zum Sinn" das Movens der Existenz ist, dann muß doch die Antwort lauten: der Mensch selbst. Wer aber motiviert diesen Willen, wenn er doch nicht voluntaristisch verstanden werden darf? Der Logos, auf den der Sinnwille intentional ausgerichtet ist. Das ist für Frankl die „kopernikanische Wendung"[1], die er der Frage nach dem Sinn des Lebens gibt: „Das Leben (in diesem Zusammenhang gleichbedeutend mit Logos,

---

[24] Es ist deshalb erfreulich, daß, wie schon erwähnt, vor kurzem die beiden lange Zeit vergriffen gewesenen Schriften „Der unbedingte Mensch" und „Homo patiens" in den „Anthropologischen Grundlagen der Psychotherapie" wiederabgedruckt worden sind.

[25] Vgl. H. Thielicke. Der Evangelische Glaube. Bd. II. S. 208.

[1] Frankl: Ärztliche Seelsorge. S. 72.

Anm. v. Verf.) selbst ist es, das dem Menschen Fragen stellt. Er hat nicht zu fragen, er ist vielmehr der vom Leben her Befragte, der dem Leben zu antworten — das Leben zu ver-antworten hat"[2].

Das heißt: Das Verantwortlichsein — der Grundzug menschlicher Existenz — ist ein Antworten auf die Fragen, die das Leben, die der Logos stellt. Nicht der Mensch stellt die „Lebens"-Fragen, nicht er bestimmt, wofür er verantwortlich ist, nicht er fragt nach dem Sinn, sondern er ist ein vom Sinn, vom Logos, vom Leben Befragter. Er ist „Sinnempfänger", das Leben hat für ihn „Aufgabencharakter"[3].

In der Verantwortung realisiert der Mensch die Beantwortung der ihm vom Leben gestellten Fragen und Aufgaben; in Verantwortung verwirklicht er den diesen Aufgaben einbeschlossenen Sinn, und sein Antwortgeben vollzieht er „in der Tat"[4], denn „nur im Handeln lassen sich die Lebens-Fragen wahrhaft beantworten"[5]. Kurz: Die vom Leben gestellte Sinnfrage fordert den „ganzen" Menschen heraus, den Menschen in seiner leiblich-seelisch-geistigen Einheit und Ganzheit.

Dieser „Aufgabencharakter des Lebens" hat nun einen doppelten Aspekt: Einmal: Da der Mensch einmalig und einzigartig ist, hat jeder seine spezifischen Aufgaben. Jeder Mensch gibt auf seine Weise Antwort auf die ihm vom Logos gestellte Sinnfrage[6]. Zum anderen: Da aber auch die Situationen der einmaligen und einzigartigen Person einmalig und einzigartig sind, wechseln auch die Aufgaben von „Stunde zu Stunde"[7]. Die Verantwortlichkeit und der Sinn gilt also jeweils „ad personam et ad situationem"[8]. Da aber der Sinnwille ein dem Menschen unverlierbares Phänomen ist gleich dem der Verantwortlichkeit, so hat auch der „Aufgabencharakter des Lebens" Geltung für den Menschen,

---

[2] Frankl: ebd. — Vgl. dazu: F. Riemann: Grundformen der Angst. München/Basel 1975[9]. S. 11 ff.

[3] Ebd. S. 71.

[4] Frankl: Der unbewußte Gott. S. 15.

[5] Ebd.

[6] Vgl. Frankl: Ärztliche Seelsorge. S. 68.

[7] Ebd.

[8] V. E. Frankl: Der Mensch auf der Suche nach Sinn. Sonderdruck nach einem Vortrag, gehalten am 12. Oktober 1972 auf Einladung des Katholischen Akademikerverbandes in Luxembourg. Imprimerie Saint-Paul, S.A., Luxembourg.

solange und unter welchen Umständen auch immer er lebt. Die Aufgaben sind demnach sowohl „niemals prinzipiell unerfüllbar"[9] als auch immer „grundsätzlich da"[10].

Das ist ein erregendes Fazit: Wenn es stimmen sollte, daß jeder Mensch Sinn will und sich auf Sinn ausrichten kann, der den auf ihn „zugeschnittenen" Aufgaben einbeschlossen ist, wenn es stimmen sollte, daß die Verantwortlichkeit, durch die der Mensch seine Aufgaben erkennt und verwirklicht, eine bleibende Möglichkeit des Menschseins ist — dann ist das Scheitern der menschlichen Existenz grundsätzlich keine Möglichkeit mehr, dann kann zwar Sinnleere ein Faktum, dann muß sie aber kein Fatum sein, mit anderen Worten: Grundsätzlich kann jeder Mensch sinnvoll leben — das ist die Konsequenz des Franklschen Menschenbildes. Ist es das „wahre"? Wäre es das, dann wäre lediglich der Selbstmord ein Fatum der Existenz, aber eben ein vermeidbares. Selbstmord, sagt Frankl in der „Ärztlichen Seelsorge", ist „niemals gerechtfertigt", erscheint die Situation auch noch so ausweglos: „denn die subjektive Überzeugung ist ja bei allen, die sich zum Selbstmord entschließen, die gleiche feste Überzeugung, und keiner kann im voraus wissen, ob gerade seine Überzeugung auch objektiv ist und zu Recht besteht oder aber bereits durch das Geschehen der nächsten Stunden Lügen gestraft wird, jener Stunden, die er unter Umständen nicht mehr erlebt"[11]. „Objektiv" — das heißt: Kein Mensch kann — auf Grund des Aufgabencharakters des Lebens — wissen, welche Aufgaben und welche Sinnmöglichkeiten im Leben auf ihn warten, welche Aufgaben der Logos für ihn bereithält. Er kann sie zwar — in seiner jetzigen Situation — nicht erkennen, das bedeutet jedoch nicht, daß sie nicht da und nicht findbar wären.

Das sind Worte, die sicher nicht nur den Zorn derer herausfordern, denen der Gedanke an Selbstmord nicht fremd ist; sie werden auch die Kritik und den beißenden Spott jener erfahren, die aus Erfahrung von den Schwierigkeiten wissen, einen zum Suicid entschlossenen Menschen von seinem Vorhaben abzubringen. Man darf aber nicht die Perspektive verkennen, aus der heraus Frankls Worte gesagt sind: Es geht ihm um

---

9 Frankl: Ärztliche Seelsorge. S. 71.

10 Ebd.

11 Ebd. S. 66.

die Frage nach den grundsätzlichen Möglichkeiten der Überwindung des Sinnlosigkeitsgefühls und dessen mögliche pathogene Folgen. Das Suicid-Problem aber ist für ihn das Grenzphänomen, an dem sich sein Credo vom durchgängigen Aufgabencharakter des Lebens und der durch ihn grundsätzlich gegebenen Sinnfindung bewähren soll. Daß er die in praxi außerordentlichen Schwierigkeiten sieht, die Möglichkeit von Sinnfindung Wirklichkeit werden zu lassen, zumal beim Suicidgefährdeten, daran gibt es keinen Zweifel[12].

Sieht nicht auch die Theologie — wie die Existenzanalyse — die grundsätzliche Möglichkeit der (Wieder-)Erlangung von Verantwortlichkeit dadurch und deshalb gegeben, daß, wenn auch die Existenz scheitert, so doch deren Grund nicht scheitert? Die entscheidende Frage ist, ob diese Möglichkeit von der Existenz selbst oder von deren Grund ermöglicht werden kann bzw. muß. In welcher Beziehung stehen Logos und Gott?

In seinem in der „Ärztlichen Seelsorge" verfaßten Abschnitt über den „Aufgabencharakter des Lebens" führt Frankl kurz einen Gedanken ein, den er alsbald wieder fallen läßt, weil er kein explizit existenzanalytisches Thema ist. Er spricht von der „Aufgegebenheit"[13] des Lebens und sagt dann: „Es gibt Menschen, die einen Schritt weiter gehen, das Leben gleichsam in einer weiteren Dimension erleben"[14]: die homines religiosi. Sie sehen die Aufgaben, die ihnen das „Leben" stellt, transitiv; das Leben ist für sie transparent auf einen „transzendenten Auftraggeber hin"[15]. Ebensowenig nun wie Frankl die Sinnfrage als Produkt einer gestörten Psyche mißversteht, sondern sie als die spezifisch humane Frage begreift, ebensowenig verkennt er den Rang der religiösen Frage. Ja, der homo religiosus ist für ihn sogar der Mensch, dessen Verantwortungsbewußtsein auf Grund seiner religiösen Bindung eine „Vertiefung"[16] erfährt. „Vertiefung" des Verantwortungsbewußtseins, das bedeutet doch in seinem Sinne ein vertieftes Erkennen und Verwirklichen der „Lebens"-Aufgaben und damit des Sinns. Ist dann nicht, so haben wir deshalb zu fragen, der homo religiosus der Mensch, der am tiefsten zur Sinnerfüllung vordringt? Ist nicht er es, der in die „weitere Dimension" und das

---

[12] Vgl. Frankl: Der Mensch auf der Suche nach Sinn. S. 123.
[13] Frankl: Ärztliche Seelsorge. S. 71.
[14] Ebd.
[15] Ebd.
[16] Ebd. S. 71. Anm. 14.

heißt: in die „Über-Welt" zum „Über-Sinn" vorstößt? Aber wer ist dann ein homo religiosus?

Wir haben mit den letzten Kapiteln die Antwort auf unsere nächste Frage, was denn der konkrete Sinn für die konkrete Person sei, schon weithin vorbereitet.

## IV. Der einmalig-einzigartige Sinn

Der Sinn, den die Existenz zu finden hat, ist immer „ein konkreter, und diese seine Konkretheit bezieht sich sowohl auf die Einzigartigkeit jeder Person als auch auf die Einmaligkeit jeder Situation. Der jeweilige Sinn ist einer ad personam et ad situationem"[1]. Es gibt nicht „den" Sinn oder „die" Lebensaufgabe, so wie es auch nicht „den" Sinn für „den" Menschen gibt. Nein, der Sinn wird gefunden angesichts der „Forderung der Stunde, die an mich ergeht"[2]. Menschliches Dasein hat also nicht nur — fakultativ — einen Sinn, es hat auch immer einen anderen Sinn. Es hat nicht nur jeder Mensch für sich den Sinn zu finden, er hat ihn auch ständig neu zu finden, und zwar in Verantwortlichkeit: hier und jetzt, erkennend und liebend, „in der Tat", als ein Antworten auf die Fragen, die ihm das „Leben" stellt. In gesamtmenschlichem Vollzug ist der Sinn der Situation „zu erfassen und zu ergreifen, wahrzuhaben, wahrzunehmen und wahr zu machen, nämlich zu verwirklichen"[3].

Kein anderer hat Frankls Meinung nach die Einmaligkeit und Einzigartigkeit des Sinns so klar formuliert wie Hillel, einer der Gründer der beiden Talmudschulen[4], von dem die folgenden Worte überliefert sind: „Wenn nicht ich, wer denn? Und wenn nicht jetzt, wann denn? Aber wenn nur für mich, was bin ich?[5]" Meint der erste Satz Hillels die Unvertretbarkeit der Person, so der zweite die Unwiderruflichkeit der Situation, während der dritte auf den von Frankl herausgearbeiteten anthropologischen Grundtatbestand verweist, daß der Mensch als geistige Person immer über sich selbst hinausweist auf Menschen, die zu lieben, oder Aufgaben, die zu erfüllen sind.

---

[1] Frankl: Theorie und Therapie der Neurosen. S. 144.

[2] Frankl: Der Mensch auf der Suche nach Sinn (Sonderdruck). S. 16.

[3] Frankl: Ärztliche Seelsorge. S. 55 f.

[4] Frankl: Der Mensch auf der Suche nach Sinn (Sonderdruck). S. 16.

[5] Zitat entnommen: ebd.

Uns bleiben Fragen: Schließt nicht der als persongebunden und situationsbezogen verstandene Sinn dessen objektive Geltung aus? Redet Frankl damit nicht doch dem Subjektivismus und Relativismus, diesen beiden Spielarten der „Monadologie", das Wort, die zu überwinden das Ziel seiner Existenzanalyse gewesen war? Schwenkt er nicht bestenfalls ein auf die Linie der Selbstverwirklichungstheorie der Humanistischen Psychologie? Treibt ihn nicht, indem er den Sinn so exklusiv auf den Menschen „zugeschnitten" sieht, seine ärztliche Sorge um den vergeblich nach Sinn suchenden Zeitgenossen in einen philosophischen Pragmatismus?

Zur Klärung dieser Probleme kommen wir, wenn wir jetzt nach dem Wie der Sinnfindung, nach deren Kriterien und dem Maßstab für diese Kriterien fragen. Die Verhandlung dieser Probleme wird uns auch veranlassen, den Logos-Begriff aus seiner Anonymität zu befreien. Es wird sich aber herausstellen, daß wir — ganz im existenzanalytischen Sinne — diese Anonymität bislang gewahrt haben.

Der anthropoligische Ort der Sinnfindung ist das Gewissen, in dem zur Sprache kommt, welche Werte der Mensch zur Verwirklichung seines Sinns zu realisieren hat.

## V. Das Gewissen als Sinn-Organ

Wenn die existentiellen Entscheidungen des Menschen im wesentlichen nicht Entscheidungen der ratio und des intellectus, sondern „unbewußte", „unreflektierte" Entscheidungen sind[1], dann gibt es über die bewußte Verantwortlichkeit hinaus eine unbewußte: das Gewissen, das für Frankl das „Modell" des unbewußt Geistigen darstellt[2], jener seherischen sapientia cordis des homo humanus.

Als spezifisch humanes Phänomen ist für Frankl das Gewissen alles andere als eine „introjizierte Vater-Imago", ein im Triebhaften wurzelndes „Über-Ich"[3]. Weder kann das Ich vom Es noch das Über-Ich vom Ich abgeleitet sein. Wie könnte das Es sich selbst verdrängen, wie könnte das Gewissen sich vor sich selbst ver-antworten? Schon aus psycho-

---

[1] Frankl: Grundriß der Existenzanalyse. S. 666. Und: Frankl: Der unbewußte Gott. S. 38.

[2] Vgl. Frankl: Der unbewußte Gott. S. 37.

[3] Vgl. ebd. S. 86.

logischen Gründen also ist für Frankl Freuds Gewissens-Interpretation eine contradictio in se[4].

### *1. Das Wofür der Verantwortlichkeit*

In phänomenologischer Sicht dagegen zeigt es sich in seinem „transzendentalen Charakter"[5], zeigen sich die großen Lebensentscheidungen als un-bedingte, freie, spezifisch humane Entscheidungen. Und da sie sich „unreflektiert" und „unbewußt" vollziehen, charakterisiert Frankl das Gewissen, in dem sie vollzogen werden, als „irrational"[6] und „praelogisch"[7]; „irrational", weil sich die vom Menschen getroffenen Entscheidungen letztlich nicht rationalisieren lassen, „praelogisch", weil der Mensch — hier spiegelt sich Schelers Wertlehre wider — ein vor-moralisches Verständnis von dem hat, was er „eigentlich" tun sollte: die sapientia cordis ist damit Ausdruck des „praemoralischen Wertverständnisses" des Menschen, „das aller expliziten Moral vorgängig ist"[8]. Alle humanen Entscheidungen sind Werturteile, die apriorisch antizipiert sind[9]. Mit anderen Worten: Das Gewissen erschließt in „Akten geistiger Schau"[10] die Fülle der Werte, stimmt dem einen zu, verwirft den anderen und erweist sich so als „Sinn-Organ"[11], indem es den für die jeweilige Situation zu verwirklichenden Wert erkennt und dem Menschen anzeigt, wofür er verantwortlich ist.

Das Gewissen ist demnach in Frankls Sicht weder eine, pointiert formuliert, im Blick auf die intrapsychischen Spannungsverhältnisse in homöostatischem Sinne zu beeinflussende Instanz — gegen Freud — noch der anthropologische Ort, an dem die Intaktheit der Gesinnung geprüft wird — gegen den „Kantischen Formalismus in der Ethik"[12] — sondern: Im Gewissen geht es um die Entscheidung, w o f ü r der Mensch in der gegenwärtigen Situation verantwortlich ist, welchen Wert er zu

---

[4] Ebd. S. 82 f.
[5] Vgl. ebd. S. 74.
[6] Ebd. S. 38.
[7] Ebd.
[8] Frankl: Grundriß der Existenzanalyse. S. 666.
[9] Vgl. Frankl: Der unbewußte Gott. S. 39.
[10] Vgl. ebd.
[11] Frankl: Wille zum Sinn. S. 26.
[12] Vgl. ebd. S. 28.

realisieren hat, kurz: wie die personale Seinsweise des homo humanus, die Liebe, zu verwirklichen ist.

Welches Thema das Gewissen der geistigen Person intendiert, sagte Frankl in einem Vortrag in Chicago, und dieses Wort war offenbar Ausdruck seiner eigenen seherischen sapientia cordis: „Die Moral im alten Sinne wird bald ausgespielt haben. Über kurz oder lang werden wir nämlich nicht mehr moralisieren, sondern die Moral ontologisieren — gut und böse werden nicht definiert werden im Sinne von etwas, das wir tun sollen beziehungsweise nicht tun dürfen, sondern gut wird uns dünken, was die Erfüllung des einem Seienden aufgetragenen und abverlangten Sinnes fördert, und für böse werden wir halten, was solche Sinnerfüllung hemmt"[13].

Wir haben uns schon weit hineinbegeben in die Wertproblematik, müssen aber ihre Entfaltung noch zurückstellen, weil die Frage nach dem Wofür der Verantwortung auch die nach dem Wovor impliziert.

### 2. *Das Wovor der Verantwortlichkeit*

Soll Verantwortlichkeit das sein, was der Begriff sagt: nämlich ein Antwort-geben auf eine Frage, soll das Fragen und Antworten im Gewissen kein „bloßes Selbstgespräch"[14] sein, dann kann es — so schließt Frankl — nicht die letzte Instanz sein, vor der sich der Mensch zu verantworten hat, dann weist es über sich selbst hinaus. So ist das Gewissen für ihn eine „Art Schlüsselstelle, an der sich uns die wesentliche Transzendenz des geistig Unbewußten erschließt"[15].

Der Duktus unserer bisherigen Ausführungen deutet nun darauf hin, daß als die Instanz, auf die hin das Gewissen sich transzendiert, der „Über-Sinn" bzw. der Logos zu gelten habe. Wenn aber die menschliche Person von der Transzendenz, vom Logos her „personiert" wird, kann diese Instanz, vor der der Mensch verantwortlich ist, der er Antwort gibt, anders als personal verstanden werden?

Frankl versteht sie personal und sieht dem menschlichen Ich korrespondierend das „Du-Wort der Transzendenz"[16]; er wird noch deut-

[13] Ebd.

[14] Frankl: Der unbewußte Gott. S. 73.

[15] Ebd. S. 76.

[16] Ebd. S. 85.

licher: „Tatsächlich erweist sich dieses Wovor bei näherer und eingehender phänomenologischer Analyse als aufhellbar, und aus dem Etwas wird ein Jemand, eine Instanz durchaus personaler Struktur, ja mehr als dies: ein Personalissimum; und wir sollen die Letzten sein, die sich scheuen, diese Instanz, dieses Personalissimum, so zu nennen, wie die Menschheit sie nun einmal genannt hat: ‚Gott' "[17].

Diese phänomenologische Analyse soll nun keineswegs auf einen Gottesbeweis hinauslaufen, denn das hieße ja, die Existenz Gottes empirisch verifizieren zu wollen. Jeder „ontische" Weg zu Gott ist dem Menschen verschlossen[18]. Seine Realität phänomenologisch aufweisen heißt vielmehr: aus der Intentionalität der geistigen Akte, die das Sein Gottes intendieren, auf diese Realität zu schließen[19]; m. a. W.: die emotional geistigen Akte verweisen auf das dem menschlichen Ich korrespondierende Du Gottes: „Es wäre .. durchaus vorstellbar, daß man etwa folgendermaßen — gewiß nicht ‚schließt' oder gar ‚beweist', aber: etwas ‚zur Gegebenheit bringt': Das zu Liebende ist früher als das Lieben; unser Lieben findet aber kein Genüge an all dem, was es innerhalb der Welt vorfindet; das nun, woran unser Lieben ja Genüge finden könnte, — das nennen wir Gott; und insofern ist Gott"[20]. Das bedeutet: Die unvollkommene, relative Liebe ist ausgerichtet und verweist auf die vollkommene, absolute Liebe, auf den absolut Liebenden: „Amo (Deum) ergo (Deus) est"[21]. Und wie die Liebe, so sind auch alle anderen spezifisch humanen Phänomene auf Gott bezogene und auf ihn verweisende. So führt Frankls phänomenologische Analyse des Gewissens hin zum Aufweis des Seins Gottes als dem, vor dem jeder Mensch letztlich verantwortlich ist, auf den hin das Gewissen, das „Sinn-Organ" der Existenz, sich transzendiert. Damit wird uns der weitere geschichtliche Hintergrund der Ontologie Frankls sichtbar: Im Sinne der aristotelisch-thomistischen Tradition schließt Frankl per analogiam vom Sein des Menschen auf das Sein Gottes[22].

Diese im Rahmen unserer bisherigen Ausführungen neue Perspektive entbindet in uns eine ganze Reihe von Fragen: Sinnfindung ist die grund-

---

[17] Frankl: Grundriß der Existenzanalyse. S. 686.
[18] Vgl. Frankl: Wille zum Sinn. S. 63.
[19] Ebd. S. 65.
[20] Ebd. S. 65 f.
[21] Ebd. S. 66.
[22] Vgl. Frankl: Homo patiens. S. 106.

sätzliche Möglichkeit jedes Menschen, unter welchen Bedingungen auch immer er existiert. Diese zentrale existenzanalytische These ist fundiert, so sahen wir, in Frankls ontologischem Verständnis von der Unverlierbarkeit der menschlichen Existenz, dem Freisein zum Verantwortlichsein, das zwar verdrängt, als verdrängtes aber (wieder) bewußt gemacht werden kann. Wenn aber Verantwortlichkeit, wie sich jetzt herausgestellt hat, in „letzter Instanz" ein Antwort-geben auf die Fragen Gottes ist, ist dann nicht auch die Beziehung des Menschen zu Gott eine zwar störbare, letztlich jedoch unzerstörbare, mindestens latent ständig präsente, so daß mit der (Wieder-)Bewußtmachung von Verantwortlichkeit zugleich auch die Gottbezogenheit (wieder) bewußt gemacht und gelebt werden kann? Ist nicht also der Unterschied zwischen dem homo religiosus und dem sich seiner Religiosität nicht bewußten Menschen ein im Blick auf das Verantwortungsbewußtsein nur gradueller? Wir erinnern uns an den Abschnitt über den „Aufgabencharakter des Lebens", in dem vom homo religiosus gesagt wurde, er habe ein „vertieftes" Verantwortungsbewußtsein.

Jeder Mensch glaubt an Sinn, „solange er atmet" und „ob er will oder nicht, ob er es wahrhat oder nicht"[23], weil er verantwortlich ist sein Leben lang — heißt das etwas anderes als: Jeder Mensch glaubt an Gott, „solange er atmet" und „ob er es will oder nicht, ob er es wahrhat oder nicht"? Und ist deshalb nicht jeder Mensch auf Grund seines unbedingten Sinnwillens mindestens latent ein sich in Unbedingtheit auf Gott ausrichtender? Dann aber heißt doch nach Sinn fragen zugleich: nach Gott fragen, dann ist der auctor der Sinngebung und der Garant des „Über-Sinns" Gott, und Gott ist auch der den Sinnwillen des Menschen motivierende ebenso wie der die von ihm zu verwirklichenden Werte fundierende? Dann ist der das „subjektiv Geistige", die Existenz, „personierende" Logos kein anderer als der durch die phänomenologische Analyse des Gewissens „zur Gegebenheit" gebrachte Gott? Wenn jedoch die für den Menschen elementare Frage nach dem Sinn zugleich die Frage nach Gott ist — wer ist dann der Gott, den die phänomenologische Analyse aufgewiesen hat? Und schließlich: Müßte nicht die Logotherapie unter dieser Prämisse, wenn ihr vorgegebenes Ziel die (Wieder-)Bewußtmachung von Verantwortlichkeit ist, auf Grund deren sich dem Patienten neue Sinnfindungsmöglichkeiten erschließen — müßte nicht die Logothera-

[23] Frankl: Ärztliche Seelsorge. S. 227.

pie, so fragen wir, letztlich ihre Aufgabe darin sehen, dem Menschen den Weg zu Gott neu zu eröffnen? Und machte sie sich damit nicht einer Grenzüberschreitung ihrer Disziplin schuldig?

Die letzte Frage stellen wir zurück und beantworten sie, wenn das Verhältnis von Existenzanalyse bzw. Logotherapie und Theologie zur Debatte steht. Auf die vorher gestellten Fragen haben wir jetzt zu antworten. Die Beziehung von Sinn und Gott wird uns am ehesten deutlich, indem wir einsetzen bei der existenzanalytischen Interpretation von menschlicher Religiosität. Wir sind uns indessen bewußt, daß wir die bereits aufgenommene Darstellung der Wertproblematik für eine lange Zeit unterbrechen. Dieser Einschnitt ist jedoch durch die Thematik gegeben und also gerechtfertigt: Die Frage nach dem Wofür der Verantwortlichkeit machte die Einführung des Wertverständnisses notwendig, die nach dem Wovor führte unmittelbar in die Gottesfrage. Dadurch, daß wir im nun folgenden Abschnitt die Beziehung von Sinn und Gott zur Sprache bringen, können wir allerdings die sich an diesen Teil anschließende Interpretation der Wertfragen klarer zum Ausdruck bringen.

## VI. Sinn und Gott

### *1. Der unbewußte Gott*

Wie die Existenzanalyse die Beziehung des Menschen zu Gott sieht, darauf hat Frankl ausführlich geantwortet in seinem Buch „Der unbewußte Gott"[1]. Diese Formel meint nicht, daß Gott an sich oder sich selbst „unbewußt" sei, sie besagt vielmehr, daß Gott dem Menschen unbewußt, daß seine Relation zu ihm unbewußt sein kann, nämlich verdrängt und ihm selbst verborgen[2]. In seiner existenzanalytischen Traumanalyse, die sich primär auf das unbewußt Geistige konzentriert, begegnet Frankl selbst bei atheistisch und nicht-religiös sich verstehenden Menschen dem Phänomen der unbewußten Gottbezogenheit[3]. Dieser „empirische" Befund läßt für ihn den Schluß zu, daß Gott von jeder menschlichen Existenz immer schon intendiert sei, daß jeder Mensch eine, wenn auch noch so unbewußte, intentionale Beziehung zu ihm habe.

[1] Frankl: Der unbewußte Gott. Insbesondere Kap. VI.
[2] Ebd. S. 92.
[3] Ebd. S. 95.

„Der unbewußte Gott" — diese Formel darf nun weder pantheistisch noch okkultistisch mißdeutet werden, am allerwenigsten jedoch darf das, was sie zum Ausdruck bringen soll, als ein zum Triebbereich des Menschen hinzugehörendes Phänomen verstanden werden. C. G. Jung, der wie Frankl in seinen Analysen die Omnipräsenz der religiösen Phänomene entdeckte[4], beging Frankl zufolge den entscheidenden Fehler, daß er das Religiöse als ein im „Es" angesiedeltes, „archetypisches" Phänomen auffaßte[5]. Frankl dagegen sieht es nicht im unbewußt Triebhaften, sondern im unbewußt Geistigen verwurzelt: zu Gott wird der Mensch nicht getrieben, er kann sich vielmehr für oder gegen ihn entscheiden[6].

Freuds Urteil über die Religion: sie sei eine aus dem Ödipuskomplex stammende „universelle Zwangsneurose"[7] — dieses Urteil, das das Gespräch zwischen Psychologie und Theologie so sehr belastete, ist Frankl „nahe daran, ... umzukehren und eher die Behauptung zu wagen: Die Zwangsneurose ist die seelisch erkrankte Religiosität"[8]; denn: „Wenn die Gläubigkeit verkümmert, dann wird sie anscheinend verbildet. Und wer den Engel in sich verdrängt, dem entartet er zum Dämon"[9]. Doch ebensowenig, wie seiner Meinung nach der frustrierte Sinnwille pathogen sein muß, ebensowenig muß verdrängte Religiosität in die Krankheit führen, aber: auch sie kann, wie jener, Ursache einer neurotischen Symptomatik sein[10]. Gegen Freud hält Frankl fest, daß Gott nicht eine „introjizierte Vater-Imago", sondern das „Urbild aller Vaterhaftigkeit"[11] ist. Gott macht den Menschen zur Person, in ihm ist menschliches Sein gegründet, und unter keinen Umständen darf deshalb die Beziehung Mensch-Gott „im Grunde", nämlich im unbewußt Geistigen zerstört

---

[4] Vgl. C. G. Jung: Über die Beziehung der Psychotherapie zur Seelsorge. S. 362.

[5] Vgl. Frankl: Der unbewußte Gott. S. 96.

[6] Ebd. S. 98.

[7] S. Freud: Zwangshandlungen und Religionsübungen (1907). In: Gesammelte Werke. London 1948. Bd. VII. S. 138 f.

[8] Frankl: Der unbewußte Gott. S. 106 f.

[9] Ebd. S. 107.

[10] Ebd. S. 107.

[11] Ebd. S. 87. — Vgl. dazu: P. L. Berger: Auf den Spuren der Engel. Die moderne Gesellschaft und die Wiederentdeckung der Transzendenz. Frankfurt a. M. 1972. S. 72 ff.

werden[12]. D. Wyss hat Recht mit seinem Vergleich zwischen Freud und Frankl: „Die Strukturtheorie Freuds vom Es, Ich und Über-Ich erfährt bei Frankl eine Umkehrung von 180 Grad“[13], und am deutlichsten wird der diametrale Gegensatz zwischen beiden in der Einschätzung der menschlichen Fragen nach Sinn und nach Gott. Wohl weiß Frankl, daß sich dieser Glaube nicht vor Freuds Kategorien rechtfertigen kann, wohl weiß er aber auch, daß er sich vor ihnen auch nicht rechtfertigen muß, weil sie die noetische Wirklichkeit abblenden und diese aus ihrer naturalistischen Perspektive lediglich verzerrt in den Blick bekommen. So wird dann aus der Sinnfrage eines Menschen die Frage eines in seinem Luststreben frustrierten Neurotikers, aus seinem Glauben eine Form des Anankasmus und aus Gott das Bild eines vom Menschen kreierten Über-Vaters. Für Frankl dagegen gilt: „Hinter dem Über-Ich des Menschen steht nicht das Ich eines Übermenschen, sondern das Du Gottes ...“[15].

## 2. *Die Frage nach dem Sinn und die Frage nach Gott*

Uns ist deutlich geworden: Für Frankl ist der homo religiosus der Mensch, dem auf Grund seines „vertieften“ Verantwortungsbewußtseins und seiner „tieferen“ Gotteserkenntnis „tiefere“ Sinnfindung möglich ist als dem nicht-religiösen. Der homo religiosus fragt, wenn er nach Sinn fragt, zugleich nach dem „Auftraggeber des Lebens“, nach Gott. Daß der homo irreligiosus ein gegen Gott sich entscheidender ist, schließt nicht aus, daß er verantwortlich ist, nur: er weiß sich verantwortlich vor seinem Gewissen und eben nicht vor Gott. Deshalb fragt er zwar bewußt nach Sinn, aber nicht — nicht bewußt! — nach Gott, unbewußt jedoch ist und bleibt er auf Gott bezogen. Der Mensch, der sich seiner verdrängten Verantwortlichkeit (wieder) bewußt wird, ist also nicht „wie von selbst“ ein homo religiosus — er wird ja nicht zu Gott „getrieben“ — nur, ihm ist, wie jedem verantwortlich Existierenden, der Zugang zu Gott nicht (mehr) verschlossen.

---

[12] Vgl. Frankl: Der unbewußte Gott. S. 103.
[13] Wyss: Die tiefenpsychologischen Schulen. S. 278.
[14] Frankl: Der unbewußte Gott. S. 85.
[15] Ebd. S. 79.

Warum aber entscheidet sich der verantwortungsbewußte homo irreligiosus gegen Gott, wenn doch Religiosität ein spezifisch humanes Phänomen ist, und warum kann er trotz dieser Entscheidung Sinn finden, wenn doch gerade Gott der Sinngeber ist? Eben darum, weil seine unbewußte Gottbezogenheit unauflösbar ist, allerdings — zu der dem homo religiosus möglichen Sinnfülle gelangt er nicht, er ist „auf der Wegsuche ... erst auf einem Vorgipfel angelangt“[16]. Und warum geht er nicht weiter, warum entscheidet er sich gegen Gott und anerkennt nur das Gewissen als „letzte Instanz“? Die Antwort, die Frankl auf diese Frage gibt, befriedigt uns zwar nicht, sie weist aber die Richtung an, in der sie u. E. gesucht werden muß: „Weil er den ‚festen Boden unter den Füßen‘ nicht missen will; denn der eigentliche Gipfel — der ist seiner Sicht entzogen, der ist vom Nebel verhüllt, und in diesen Nebel, in dieses Ungewisse, wagt er sich eben nicht hinein. Dieses Wagnis leistet eben nur der religiöse Mensch“[17]. Nur daß wir nicht vergessen dürfen: Keinem Menschen ist der Weg zur Sinn- und schließlich auch Gottfindung, sofern er sich seiner Verantwortung bewußt oder wieder bewußt ist, verschlossen. Deshalb sagt Frankl auch über das Verhältnis der am „Vorgipfel“ sich Trennenden, des homo religiosus und des homo irreligiosus: „Was aber sollte beide davon abhalten, daß sie dort, wo der eine stehenbleibt und der andere aufbricht zum letzten Wegstück, voneinander Abschied nehmen ohne Groll?[18]“ Ohne Groll schon, aber auch ohne Trauer? Und — gehen die beiden überhaupt so weit miteinander?

Wer für Frankl Gott ist, wodurch er ihn charakterisiert sieht, diese Frage ist auch jetzt noch unbeantwortet, und sie bleibt es auch. Wir werden deshalb auch nichts erfahren über eine Krisis zwischen Gott und dem Menschen. Zwar verhandelt Frankl das Thema „Religiosität“, aber nur deshalb, weil er es phänomenologisch als ein spezifisch humanes Phänomen erkennt; und seine Aussagen über das Religiöse versteht er als Aussagen, die sich ihm auf Grund der phänomenologischen Analyse zeigen, und dazu gehört, nach seiner Sicht, der Aufweis des Seins Gottes. Mit diesem Aufweis sieht er allerdings die Grenze seiner Aussagemöglichkeiten erreicht. Und wenn er in seiner phänomenologischen Analyse des menschlichen Werterlebens auf einen „Höchstwert“[19] schließt und

---

[16] Ebd.

[17] Ebd.

[18] Frankl: Homo patiens. S. 84.

[19] Ebd.

diesen — analog der Persongebundenheit der menschlichen Höchstwerte — als „Wertperson“[20], als „summa persona bona“[21] versteht, dann weiß er sich mit diesen Aussagen noch im Rahmen der philosophischen Anthropologie.

Durch die philosophische Anthropologie sieht er seinen Erkenntnisrahmen begrenzt, darum ist seine Existenzanalyse zentriert um den Begriff „Logos“ und nicht um „Gott“. Das ist auch der Grund dafür, daß wir die Gottesfrage nicht eigens thematisierten und sie erst im Abschnitt über das „Wovor der Verantwortlichkeit“ einführten, aber — d a ß wir sie in diesem Abschnitt einführten, dazu wurden wir veranlaßt durch die Beobachtung, daß für Frankl gerade dann, wenn er explizit danach fragt, w e m gegenüber nicht nur der religiöse, sondern auch der nichtreligiöse Mensch in „letzter Instanz“ ver-a n t w o r t-lich sei, die Begriffe „Gott“, „Logos“ bzw. „Über-Sinn“ offenbar nicht mehr austauschbar sind: Für Frankl ist der Grund der menschlichen Existenz letztlich nicht ein anonymer „Logos“, sondern Gott, der sich selbst und den Menschen beim Namen genannt und mit dem „die Menschheit“[22] ihre Geschichte hat. Auf diese Grundvoraussetzung menschlichen Seins h i n z u w e i s e n, ist für Frankl eine unverzichtbare Aufgabe der Existenzanalyse. Aber von dieser Geschichte s e l b s t kann er ebensowenig reden wie von Gott s e l b s t. Frankl ist Arzt, und seine Sorge gilt deshalb jedem Patienten, dem homo religiosus u n d dem homo irreligiosus. Deshalb treibt er nicht „Theo-Therapie“, sondern „Logo-Therapie“, deshalb muß er die Sinnfrage „diesseits einer Trennung in die theistische Weltanschauung einerseits und die atheistische andererseits beantworten“[23]. Deshalb kennzeichnet er die bewußte oder unbewußte Frage nach Gott nicht als „Glauben an Gott, sondern als den umfassenden Sinnglauben“[24]. Und deshalb sieht er in der Existenzanalyse und Logotherapie auch „keineswegs eine Endstation .. zur letzten Sinnfindung“[25], wohl aber u. U. eine „Station“ auf dem W e g e dahin, und das heißt für ihn: auf dem Wege zu Gott. Das Sein Gottes ist V o r a u s s e t z u n g, nicht aber Thema der Existenzanalyse und Logotherapie.

---

[20] Ebd.
[21] Frankl: Grundriß der Existenzanalyse. S. 686.
[22] Frankl: Der Mensch auf der Suche nach Sinn. S. 116.
[23] Ebd.
[24] Frankl: Wille zum Sinn. S. 75.

## VII. Sinn und Werte

Das Gewissen ist das „Sinn-Organ", das den Menschen leitet auf der Suche nach dem einmalig-einzigartigen Sinn der unverwechselbaren, einmaligen Situation; im Gewissen erfährt er, welche Wertverwirklichung zur Sinnfindung führt. Was sind Werte?

Während der Sinn persongebunden und situationsbezogen ist, sind die Werte „per definitionem abstrakte Sinn-Universalien", sie gelten „... nicht bloß für unverwechselbare Personen, die in unwiederholbare Situationen hineingestellt sind, vielmehr erstreckt sich ihre Geltung über weite Areale sich wiederholender, typischer Situationen"[1]. Werte haben sich im Laufe der Menschheitsgeschichte herauskristallisiert als „umfassende Sinnmöglichkeiten"[2] und müssen — auf Grund ihres geschichtlichen Charakters — tradiert werden[3].

Aus diesem Wertverständis ergeben sich für uns zunächst zwei Fragen. Erstens: Hebt nicht die Geschichtlichkeit der Werte ihre objektive Geltung, an der Frankl so gelegen ist, auf? Zweitens: Wenn die Werte einer „objektiv geistigen Welt" zuzuordnen sind — ergeben sich dann nicht immer wieder Wertkonflikte, die unlösbar sind und deshalb Sinnfindung ausschließen? Die Antworten auf diese Fragen und die generelle Frage nach dem Verhältnis von Sinn und Werten — beide Problemkreise sind am ausführlichsten im „Homo patiens"[5] entfaltet — zeigen noch einmal den tiefgreifenden Einfluß Schelers auf Frankl, aber auch die Eigenständigkeit, mit der er dessen Wertphilosophie weiterentwickelte.

### *1. Die Relativität und Objektivität der Werte*

Dem menschlichen Willen zum Sinn entspricht das menschliche Streben nach Werten, und Sinnfindung ist Wertverwirklichung. Den zu realisierenden Wert findet der Mensch aber nicht durch rationales Abwägen der sich durch ethische Weisungen anbietenden Wertmöglichkeiten, d. h. nicht auf Grund vorgefertigter Werturteile über Gut und Böse, son-

---

[1] Frankl: Ärztliche Seelsorge. S. 59.
[2] Ebd.
[3] Vgl. Frankl: Wille zum Sinn. S. 25.
[4] Frankl: Homo patiens. Insbesondere S. 84 ff.
[5] Vgl. Frankl: Grundriß der Existenzanalyse. S. 667.

dern allein — davon war bereits die Rede im Zusammenhang mit der Frage nach dem Wofür des Verantwortlichseins — auf Grund seines „prae-moralischen Wertverständnisses". Was der konkrete Mensch in seinen konkreten Situationen zu tun hat, kann nur er entscheiden und er kann entscheiden, weil sein Werturteil bereits apriorisch antizipiert[6], vorweggenommen ist; d. h. er kann den durch die Situation gegebenen Wert erkennen und verwirklichen, wenn er sich der Wertforderung nicht entzieht. Ist aber nicht, auf diese Frage haben wir jetzt zu antworten, die Geschichtlichkeit der Werte Ausdruck ihrer Relativität; sind sie deshalb nicht doch, wie Freud gemeint hatte, Projektionen der sich selbst entfremdeten Menschheit[7], alles andere also als „absolute" Werte?

Wie bei der Frage nach der Sinndeutung des Weltganzen, so verweist Frankl auch jetzt auf die Raum- und Zeitbedingtheit des Menschen, und aus dieser Perspektive müssen die objektiven Werte als relative erscheinen[8]: Sie verändern sich im Laufe der Geschichte und von Kultur zu Kultur. Veränderlich sind deswegen jedoch nicht die Werte selbst, veränderlich ist nur, wie Frankl im Anschluß an Scheler sagt, die Erkenntnis des Menschen von ihnen und sein Verhältnis zu ihnen[9]. Nun sind die Werte zwar auch relativ, relativ aber nicht auf den Wertenden, sondern auf das „Wertmaximum"[10], den „Höchstwert" hin, der Maßstab und Grund allen menschlichen Wertens und unabhängig von der menschlichen Erkenntnis und Einstellung ihm gegenüber ist. Auf diesen „Höchstwert", der jeder menschlichen Wertung zugrunde liegt, verweist die phänomenologische Analyse des menschlichen Werterlebens. Er selbst ist das „Bezugssystem der Wertbezüge"[11], die „Dimensionalität alles Ethischen"[12], er selbst ist der unbezügliche[13]. Von ihm „erhalten die Dinge, die Sachen ihren Wert — und die Personen ihre Würde"[14]. Frankl nennt ihn Gott. Die durch den „Höchstwert" bzw. „Gott" begründete Objektivität der Werte ist der Garant für die Objektivität des einzigartigen-einmaligen

---

[6] Frankl: Wille zum Sinn. S. 84.

[7] Vgl. Freud: Das Unbehagen in der Kultur. S. 128.

[8] Vgl. Frankl: Ärztliche Seelsorge. S. 54 f.

[9] Vgl. ebd. S. 55.

[10] Frankl: Homo patiens. S. 85.

[11] Ebd. S. 86.

[12] Ebd.

[13] Vgl. ebd.

[14] Ebd. S. 84.

Sinns. Dieser ist zwar auf die Person „zugeschnitten" und deshalb ein subjektiver, auf Grund des der Situation einbeschlossenen objektiven Wertes jedoch hat auch er objektiven Charakter.

## 2. *Die Hierarchie der Werte*

Die universellen Sinngehalte, die Werte, erleichtern zwar, da sie für viele Situationen Geltung haben, einerseits menschliche Entscheidungen, andererseits aber können sie, sofern sie sich zu überschneiden scheinen, die Wertwahl erschweren[15]. Alle vermeintlichen Wertkonflikte lösen sich jedoch auf, wenn der Wertende sich ihrer „Hierarchie"[16] bewußt wird:

Die Werte sind nicht nur auf „Gott", den „Höchstwert" hin relativ, er hat sie auch in eine Vorzugsordnung, eine „Hierarchie" gestellt, die, wie die Werte selbst, durch die phänomenologische Analyse als unabhängig von der Person und als objektiv erfahrbar aufgewiesen werden kann[17]. Eine Wertwahl erscheint nur dann als Wertkonflikt, wenn die spezifisch humane Dimension negiert und damit die Werte in ihrer verschiedenen Ranghöhe verkannt werden. Wie alle noetischen Phänomene, so verlieren also auch sie ihre Eindeutigkeit nur dann, wenn sie aus der noetischen Dimension in die psychophysische Ebene projiziert werden.

Entsprechend der spezifischen Herausforderung durch die konkrete Situation, hat jeder Mensch für sich die Ranghöhe der Werte selbst herauszufinden. Dabei kann es geschehen, daß er zugunsten des einmalig-einzigartigen Sinns gegen die Werte zu entscheiden hat[18] — in Verantwortlichkeit gegenüber dem Gewissen, das seinerseits über sich selbst hinausweist auf Gott. Diese freie u n d verantwortliche Wertwahl der unverwechselbaren Person in ihren unverwechselbaren Situationen ist das, was Frankl die „ontologisierte Moral" nennt.

Dieses Verständnis von Moral veranlaßte ihn zu einer phänomenologischen Analyse des „unmittelbaren, unverfälschten Erlebens, wie wir es vom schlichten und einfachen ‚Mann auf der Straße' erfahren können"[19]. Die Analyse vermittelte ihm die Erkenntnis von drei Wertkategorien, die ihm für seine konkrete therapeutische Arbeit wichtig wurden.

---

[15] Vgl. Frankl: Ärztliche Seelsorge. S. 59.
[16] Frankl: Homo patiens. S. 86.
[17] Vgl. ebd. und Frankl: Ärztliche Seelsorge. S. 53 f.
[18] Frankl: Der unbewußte Gott. S. 79.
[19] Frankl: Wille zum Sinn. S. 29.

### 3. *Die drei Wertkategorien*

Im Wechsel der konkreten Situationen innerhalb des menschlichen Daseinsraumes sieht Frankl drei Wertkategorien: die „schöpferischen“ Werte, die „Erlebnis-“ und „Einstellungswerte“[20], die der Person Möglichkeiten zur Sinnerfüllung vermitteln.

a) Schöpferische Werte: Das der Arbeitsfähigkeit eines Menschen entsprechende Schaffen kann dem Dasein Sinn geben. Nicht entscheidend ist, was der Mensch tut, entscheidend ist vielmehr, wie er sein Werk verwirklicht[21].

b) Erlebniswerte: Sie werden verwirklicht im „Aufnehmen der Welt, z. B. in der Hingabe an die Schönheit von Natur und Kunst“[22]. Die durch sie eröffneten Sinnmöglichkeiten sind nicht zu unterschätzen, denn bereits „an der Größe eines Augenblicks läßt sich die Größe eines Lebens ermessen“[23].

c) Einstellungswerte: Was aber ist, wenn der Mensch weder schöpferische Werte noch Erlebniswerte realisieren kann — welche Sinnmöglichkeiten verbleiben ihm dann noch? Wenn der Mensch nur noch dem Leiden ausgeliefert ist und ihm alle psychophysischen Möglichkeiten zur Sinnerfüllung verschlossen sind — ist nicht spätestens dann ein Leben sinn-los? Nein, sagt Frankl, gerade der Leidende kann zur Sinnerfüllung gelangen, und zwar dadurch, daß er sich von sich selbst distanziert und über sich hinausweist auf den Sinngrund des Daseins[24]. In diesem Bereich des anthropologischen und ärztlichen Fragens schlägt Frankls Herz. Die Sinnfrage des homo patiens, dem nach menschlichem Ermessen[25] alle Sinnmöglichkeiten genommen sind, ist für ihn das erste und letzte Problem der Existenzanalyse und Logotherapie, sie ist zugleich der Prüfstein seines Verständnisses vom Menschen und seiner Sinnhaftigkeit.

---

[20] Frankl: Ärztliche Seelsorge. S. 60 f.
[21] Vgl. ebd. S. 60.
[22] Ebd.
[23] Ebd. S. 60 f.
[24] Vgl. ebd. S. 61.
[25] Vgl. ebd. S. 118.

## VIII. Sinn und Leiden

Auf die „Pilatus-Frage aller Psychotherapie“[1], was denn Gesundheit und Heilung sei, gibt es, den verschiedenen anthropologischen Ansätzen entsprechend, verschiedene Antworten[2]. Schon deshalb ist die durchgängige Meinung, etwa 44 bis 67 von hundert Patienten verließen „geheilt oder zumindest gebessert“[3] die psychotherapeutische Praxis, auf verschiedene Weise interpretierbar. Sucht man aber in der Literatur eine Antwort auf die Frage nach den Sinn- und Lebensmöglichkeiten jener 33 nicht geheilten oder gebesserten, so wird man diese Frage kaum verhandelt finden.

Einer der wenigen, die auf sie eingehen, ist Frankl; und soweit wir die Literatur überblicken können, gibt es niemanden im weiten Lager der Psychotherapie, der so umfassend und engagiert über den Zusammenhang von Sinn und Leiden nachgedacht hat wie er. Er will aber nicht allein für die Psychotherapie, sondern auch für den Gesamtbereich der Medizin Möglichkeiten zeigen, Menschen, deren Leiden unabwendbar sind, zu deren Bejahung und Annahme zu führen. Und unter diesem Aspekt erweist sich für ihn die Logotherapie als eine notwendige Er-gänzung nicht nur der Psycho-, sondern auch der Somato-therapie[4]. Über sein Motiv, das ihn veranlaßte, die Einstellungswerte in den Gesamtbereich der Medizin einzuführen, werden wir mit ihm nicht zu streiten haben, wohl aber über die Frage, ob das Bemühen, dem schicksalhaft Leidenden[5] eine Einstellung zu seiner Not vermitteln zu wollen, noch ein therapeutisches sein kann.

### *1. Die Möglichkeiten zur Verwirklichung von Einstellungswerten*

Die Möglichkeiten, Einstellungswerte realisieren zu können, sind für Frankl immer dann gegeben, wenn „schicksalhaft notwendiges Leiden“[6] den Menschen trifft und sein Leben sinnlos zu werden droht, wenn, mit

---

[1] Frankl: Ärztliche Seelsorge. S. 1.

[2] Vgl. Carp: Die personalistische Orientierung in der Psychotherapie. S. 625 ff.

[3] Vgl. K. Kocourek, E. Niebauer und P. Polak: Ergebnisse der klinischen Anwendung der Logotherapie. In: Hdb. d. Neurosenlehre u. Psychoth., Bd. III. 1959. S. 737.

[4] Vgl. Carp: Die personalistische Orientierung in der Psychotherapie. S. 625 ff.

[5] Vgl. Frankl: Grundriß der Existenzanalyse. S. 695 f.

[6] Frankl: Theorie und Therapie der Neurosen. S. 135.

anderen Worten, die Möglichkeiten zur Verwirklichung von schöpferischen Werten oder Erlebniswerten stark reduziert oder gar unmöglich geworden sind. Frankl denkt dabei vor allem an unheilbare somatische Krankheiten, wie z. B. inoperable Karzinome[7]; aber auch unheilbare Psychosen[8], Neurosen[9] oder der Verlust eines geliebten Menschen sind Möglichkeiten zur Realisierung von Einstellungswerten. Das heißt: Immer dann, wenn die auf Grund des Physischen und Psychischen gegebenen Möglichkeiten zur Wertverwirklichung nicht mehr oder nur noch in geringem Maße verfügbar sind, ist der Mensch herausgefordert, Einstellungswerte zu verwirklichen.

## 2. *Die Verwirklichung von Einstellungswerten*

Einstellungswerte verwirklicht der Leidende, der zu seinem „Schicksal" Stellung nimmt, der selbst im Leiden die beiden „Urvermögen" des Menschen realisiert: indem er sich transzendiert und sich von sich selbst distanziert, indem er „weltoffen" bleibt. Ein Beispiel aus seiner Arbeit über die „Theorie und Therapie der Neurosen" kann illustrieren, was Frankl meint:

„Ein Patient, der an einem Rückenmarkstumor leidet, kann seinen Beruf nicht weiter ausüben; von Beruf war er Reklamezeichner. Die schöpferischen Wertmöglichkeiten fallen also fort; im Spital liest er fleißig, fleißiger als er jemals früher zu lesen Gelegenheit hatte; er verwirklicht also Erlebniswerte, das heißt, er gibt seinem Leben nunmehr dadurch Sinn, daß er kulturelle Werte in sich aufnimmt. Aber schließlich schreiten seine Lähmungen so weit fort, daß er mit seinen Händen nicht mehr ein Buch zu halten imstande ist und auch nicht mehr die Kopfhörer verträgt; also auch Erlebniswerte sind für ihn nicht mehr verwirklichbar, und er weiß selbst, daß sein Ende herannaht. Aber wie stellt er sich zu diesem Schicksal ein? Er bittet den nachtdiensthabenden Arzt, sich ja nur nicht seinetwegen in seiner Nachtruhe stören zu lassen: Dem gilt seine einzige Sorge, und eben damit, daß er sich in seinen letzten Stunden nicht mehr um sich, sondern um andere Menschen kümmert — mit diesem stillen Heldentum hat er eine Leistung vollbracht,

---

[7] Frankl: Der Mensch auf der Suche nach Sinn. S. 80.
[8] Vgl. Frankl: Theorie und Therapie der Neurosen. S. 22 f.
[9] Vgl. z. B. Frankl: Ärztliche Seelsorge. S. 177.

die sicher größer ist als jede Reklamezeichnung, die er früher gemacht hatte: Er hat Reklame gemacht dafür, was der Mensch selbst noch in solcher Lage vermag![10]"

Leiden als unabwendbarer Verlust der psychophysisch gegebenen Wertmöglichkeiten ist nun „nicht bloß ... irgendeine Möglichkeit, sondern ... die Möglichkeit, den höchsten Wert zu verwirklichen"[11].

### 3. *Die Verwirklichung der Einstellungswerte als höchstmögliche Sinnerfüllung*

Nicht der „homo faber"[12], der kreative, der seine schöpferischen Potenzen entfaltende Mensch, nicht der „homo amans"[13], der Erlebnisfähige gelangt zu höchster Sinnerfüllung. Zwar sind beide Seinsmodi mögliche Wege zur Sinnfindung, aber ihre Wertmöglichkeiten wurzeln nicht in der spezifisch humanen Dimension, sondern im psychophysischen Bereich und sind deshalb dimensional unterschieden von denen des „homo patiens"[14]. Heißt die Lebensalternative der ersten beiden Erfolg oder Mißerfolg, so für den homo patiens Erfüllung oder Verzweiflung[15]. Diese beiden Kategorienpaare sind jedoch — wegen ihrer verschiedenen Dimensionalität — nicht vergleichbar. Darum aber wird auch eine Anthropologie, die die spezifisch humane Dimension negiert, keinerlei Verständnis zeigen für die Sinnmöglichkeiten gerade des „schicksalhaft" Leidenden: „Würden wir den Triumph des homo patiens, seine Sinn- und Selbsterfüllung im Leiden in die Linie der Erfolgsethik hineinprojizieren (Frankl bedient sich hier wieder der dimensionalontologischen Betrachtungsweise, Anm. v. Verf.), so müßte er sich auf Grund der dimensionalen Differenz punktuell abbilden, das heißt, wie ein Nichts aussehen, als eine Absurdität imponieren. Mit anderen Worten: in den Augen des Homo faber muß der Triumph des Homo patiens Torheit und Ärgernis sein"[16].

---

[10] Frankl: Theorie und Therapie der Neurosen. S. 136.
[11] Frankl: Grundriß der Existenzanalyse. S. 695 f.
[12] Frankl: Theorie und Therapie der Neurosen. S. 137.
[13] Ebd.
[14] Ebd.
[15] Vgl. ebd.
[16] Ebd. S. 138.

Mit seiner Herausstellung der Sinnmöglichkeiten des Leidens erregt nun Frankl selbst „Ärgernis", nicht nur bei den psychologistischen, sondern auch bei den humanistischen Psychologen, wenn er sagt, Selbstverwirklichung als höchste Sinnerfüllung vollziehe sich dadurch — die folgenden Sätze formulierte Frankl in einem persönlichen Gespräch mit dem Verfasser — „daß ich das Tiefste aus mir herausbringe, indem ich längst nicht mehr liebe und diene, sondern leide und im Leiden Zeugenschaft ablege davon, was der Mensch sein kann — im Äußersten, in der Grenzsituation. Das ist Selbstverwirklichung, das, was ich Einstellungswerte genannt habe, — das Sinnfinden und Sinnerfüllen noch im Leiden, im hoffnungslosen, aussichtslosen Leiden. Das ist Selbstverwirklichung ... Denn da werde ich erst ich selbst, da bringe ich das Beste aus mir heraus. Dann zeigt sich: Ich bin noch im Leiden ich selbst gewesen, ich selbst geworden. Denn im Leiden wird man erst man selbst und ganz man selbst"[17].

Um verstehen zu können, warum für die Existenzanalyse das unabwendbare Leiden die größten Sinnmöglichkeiten erschließen kann, vergegenwärtigen wir uns noch einmal, was in ihrer Sicht Menschsein heißt: Für sie ist die Liebe die personale Seinsweise des Menschen, und Liebe ist Hingabe an eine andere Person. Hingabe aber heißt: verzichten[18] zu können auf die Verwirklichung der eigenen Wertmöglichkeiten — um des anderen, das heißt nun für Frankl, um höherer Werte[19], letztlich um Gottes willen: „Der Wert dessen, was besteht, besteht darin, geopfert werden zu können um eines Höheren willen, dem Höchsten zuliebe"[20], oder, wie er an anderer Stelle sagt, „,zum höheren Ruhme' Gottes"[21].

Auf die Einstellungswerte bezogen, bedeutet das: „Einen Sinn hat das Durchhalten trotz aller Aussichtslosigkeit einzig und allein dann, wenn man ahnt, daß ein unsichtbarer Zeuge und Zuschauer da ist. Erst im Angesicht Gottes, erst im Hinblick darauf, daß er es ist, vor dem der Mensch verantwortlich ist für die ihm abverlangte Erfüllung eines konkreten und persönlichen Lebenssinns, der auch noch den Sinn des Leidens mit sich einbegreift, wird das menschliche Dasein in eine Dimension hin-

[17] Aus einem Gespräch zwischen Frankl und dem Verf. am 13. 7. 1973.

[18] Vgl. Frankl: Homo patiens. S. 87.

[19] Vgl. ebd.

[20] Ebd.

[21] Ebd.

eingerückt, in der es bedingungslos lebenswürdig ist: unter allen Bedingungen und unter allen Umständen"[22].

Mit diesem Aufweis der Liebe als der Bereitschaft, verzichten zu können auf die eigene Wertverwirklichung zugunsten „höherer" Werte und letztlich um Gottes willen, haben wir noch einmal einen neuen Zugang gefunden zum existenzanalytischen Verständnis vom Wesen des Menschen: Wenn Liebe Hingabe bedeutet und Preisgabe der eigenen Wertmöglichkeiten, ist dann nicht letztlich jede Wertverwirklichung Verzicht und damit Leiden, und liegt dann nicht das Leiden im Wesen der Liebe?

Was ist der Mensch und wie erfüllt sich sein Sinn? Jeder Mensch als geistige Person ist als liebender ein verzichtender und als verzichtender ein leidender, ein homo patiens — „menschliches Sein (ist) zutiefst und zuletzt Passion"[23]. Sinnerfüllung ist Wertverwirklichung, Wertverwirklichung wird ermöglicht durch das pati der menschlichen Existenz, deren sinngebender Grund Gott ist.

### 4. *Sinn und Verzweiflung*

Wenn für das Menschsein konstituiv ist sein Ausgerichtetsein auf den Sinn der wechselnden Situationen des Lebens, dann ist der Mensch gefährdet, dessen „Wille zum Sinn" nicht die ihm entsprechende Gestalt findet, mit anderen Worten: verwirklicht er nicht die durch die einmalige Situation gegebenen Wertmöglichkeiten, indem er sich von seinen psychophysischen Bedürfnissen nicht distanziert, dann wird sein Sinnwille „frustriert" und ein „existentielles Vakuum" breitet sich in ihm aus.

Die Verabsolutierung eines relativen Wertes aber kann in die Verzweiflung führen, wird doch dann, wenn er als „Höchstwert" eingesetzt wird, der wahre „Höchstwert", nämlich Gott, relativiert. Das hat zur Folge die Verkennung der Rangordnung der Werte und gleichzeitig damit die Verkennung der den wechselnden Situationen einbeschlossenen Sinnmöglichkeiten der Existenz[24]. So ist für Frankl der Verzweifelte jener Mensch, der dem Leben, der Gott Bedingungen stellt, der einen durch Gott bedingten Wert zu einem unbedingten macht und „sein Herz" an ihn „hängt"[25].

---

[22] Frankl: Grundriß der Existenzanalyse. S. 706.

[23] Frankl: Homo patiens. S. 67.

[24] Vgl. ebd. S. 90 f.

[25] Vgl. Frankl: Homo patiens. S. 89 f.

Das Gegenbild des Verzweifelten ist aber jener homo humanus, der Gott liebt, „unter allen Bedingungen, unter allen Umständen — auch wenn dem Menschen alle relativen Wertmöglichkeiten entzogen sind, ... ja auch dann noch, wenn ihm der vorletzte, der vorhöchste Wert entzogen zu werden droht, und das ist wohl das Leben selbst“[26].

Damit sind wir angelangt beim spezifisch logotherapeutischen Bereich, und wir haben zu fragen: Wie wirkt sich die unbeantwortete Frage nach dem Sinn aus, unter welchen Umständen wird Sinnmangel pathogen, und welche Möglichkeit gibt es, die durch ihn ausgelöste geistige Not überwinden zu können?

---

[26] Ebd. S. 89.

## D. DIE GRUNDZÜGE DER LOGOTHERAPIE

Wir wollen im folgenden die fünf Aspekte der existenzanalytisch-logotherapeutischen Praxis skizzieren, dabei die grundsätzliche Möglichkeit der Pathogenese der „noogenen" Erkrankung zeigen und schließlich den therapeutischen Ansatz der Behandlung zur Sprache bringen. Diese Skizze soll lediglich die grundsätzlichen Folgerungen zeigen, die Frankl aus seinem anthropologischen Ansatz gezogen hat. Wir sind uns also dessen bewußt, daß wir die zahlreichen Nuancierungen des praktischen Vollzuges unberücksichtigt lassen. Es wäre z. B. zu sprechen über die „personale Begegnung"[1] von Arzt und Patient, über den „sokratischen Dialog"[2], durch den der Logotherapeut den „ganzen" Menschen in seinen Weltbezügen zu verstehen versucht, und auch darüber, in welcher Weise die existenzanalytische Traumdeutung der verdrängten geistigen Inhalte der Person ansichtig wird[3]. Es wären darzustellen die beiden bei sexual-, angst- und zwangsneurotischen Reaktionsmustern indizierten Behandlungstechniken: die „Dereflexion"[4] und die „Paradoxe Intention"[5], die Frankl auf Grund seiner Erkenntnis der menschlichen Distanzierungsfähigkeit entwickelte[6]; zu verhandeln wäre auch, in welcher Weise die Logotherapie die Psychotherapie ergänzt etc. Wir haben uns jedoch zur Aufgabe gesetzt, den anthropologischen Ansatz der Logotherapie herauszuarbeiten; von ihm her sind die therapeutischen Details abgeleitet und also grundsätzlich verstehbar.

---

[1] Vgl. Frankl: Der Wille zum Sinn. S. 60 f.

[2] Frankl: Psychotherapie in der Praxis. S. VII.

[3] Vgl. Frankl: Der unbewußte Gott. S. 51 ff.

[4] Frankl: Theorie und Therapie der Neurosen. S. 92 ff.

[5] Frankl: Grundriß der Existenzanalyse. S. 715; und Frankl: Theorie und Therapie der Neurosen. S. 83 ff.

[6] Vgl. Frankl: ebd. S. 86 f.

## I. Die Indikationen der existenzanalytischen Logotherapie

### 1. *Logotherapie als Therapie der soziogenen Neurose*

„Soziogene Neurose"[1] — Frankl verwendet diesen Begriff in „paraklinischem"[2] Sinne — meint das weltweite Phänomen der „existentiellen Frustration", jener Störung der spezifisch humanen Motivation, des Sinnwillens. Ihre Kennzeichen sind „das Fehlen von Interessen"[3], „Mangel an Initiative"[4] und „Langeweile"[5], kurz: das „existentielle Vakuum", das Frankl zurückführt auf die „Flucht vor der Verantwortung und Scheu vor der Freiheit"[6]. Die Struktur und die Ursache der „soziogenen Neurose" hat Frankl so beschrieben: „Im Gegensatz zum Tier sagen dem Menschen keine Instinkte, was er muß; und dem Menschen von heute sagen keine Traditionen mehr, was er soll; und oft scheint er nicht mehr zu wissen, was er eigentlich will. Nur um so mehr ist er darauf aus, entweder nur das zu wollen, was die anderen tun, oder nur das zu tun, was die anderen wollen. Im ersteren Fall haben wir es mit Konformismus, im letzteren Fall mit Totalitarismus zu tun"[7].

Frankl sieht seine „Therapie" der „soziogenen Neurose" in der Aufdeckung des „gelehrten" Nihilismus und seines reduktionistischen Menschenbildes als der eigentlichen Wurzel des „existentiellen Vakuums".

Wir begnügen uns mit diesen Anmerkungen, weil die Korrelation zwischen „gelehrtem" und „gelebtem" Nihilismus bereits im Abschnitt über die Psychologismus-Kritik zur Sprache kam[8]. — Die Störung im Motivationsbereich muß nicht, aber sie kann pathogen werden, und davon soll jetzt die Rede sein.

---

[1] Frankl: Theorie und Therapie der Neurosen. S. 184.
[2] Ebd.
[3] Frankl: Der Mensch auf der Suche nach Sinn. S. 11.
[4] Ebd.
[5] Ebd. S. 67. Vgl. dazu die empirischen Untersuchungen, auf die Frankl hinweist in: Der Wille zum Sinn: S. 11 f., 181 f.
[6] Frankl: Grundriß der Existenzanalyse. S. 689.
[7] Frankl: Der Wille zum Sinn. S. 12.
[8] Vgl. weiter Frankl: Grundriß der Existenzanalyse. S. 688 ff.

## 2. *Logotherapie als spezifische Therapie der noogenen Neurose*

### *a) Ihre Entstehung*

Sie ist für Frankl eine neue Form von Neurose, ist die Neurose unserer Zeit, in der besonders deutlich die ungelöste Wertproblematik und damit die Verkennung des Daseinssinns ihren Ausdruck findet.

Sie wurzelt nicht im psychischen, sondern im noetischen Bereich des Menschen: „In solchen Fällen, wo letztlich ein geistiges Problem, ein sittlicher Konflikt oder eine existentielle Krise der betreffenden Neurose ätiologisch zugrunde liegt, sprechen wir von noogener Neurose"[9]. Obwohl im Geistigen gründend, ist sie dennoch keine „Geistes-Krankheit" im herkömmlichen, psychiatrischen Sinne, denn das Geistige kann nicht erkranken, wie Frankl immer wieder herausstellt, erkranken kann nur der psychophysische Organismus. Sie ist also keine Erkrankung „im Geist", sondern „aus dem Geist"[10], keine „noetische", sondern eine „noogene"[11]. Als eine Erkrankung „aus dem Geist" aber umgreift sie den Menschen „in seiner Einheit und Ganzheit"[12]. Frankls Begriff der „noogenen" Neurose bringt grundsätzlich das gleiche zum Ausdruck, was von Gebsattel die „existentielle" Neurose genannt hat[13]: den mißglückten Versuch einer Lebensbewältigung als Folge des verfehlten Daseinssinns. Im Unterschied zu von Gebsattel aber betont Frankl nachdrücklich, daß die „existentielle Frustration" nur dann als „Neurose" anzusprechen ist, wenn auch der psychophysische Organismus erkrankt ist.

Das wiederum heißt auch nicht — und damit setzt Frankl sich deutlich ab von der Psychosomatischen Medizin und ihrem „Noologismus"[14] —, daß alle psychophysischen Symptome Ausdruck des Geistigen sind. Projiziert der Psychologist seiner Meinung nach das Geistige in die psychische Dimension, so interpretiert der Noologist das Somatische einseitig und ausschließlich im Sinne eines personalen Ausdruckswertes, indem er jede Krankheit als sinnhaften Ausdruck des konkreten Menschen versteht; deshalb hält Frankl ihm entgegen: „Nicht jede Krankheit ist noogen ... Solange wir uns dessen bewußt bleiben, daß der Mensch

[9] Frankl: Grundriß der Existenzanalyse. S. 707.
[10] Frankl: Theorie und Therapie der Neurosen. S. 125.
[11] Ebd.
[12] Ebd.
[13] Vgl. v. Gebsattel: Gedanken. S. 793 ff.
[14] Frankl: Theorie und Therapie der Neurosen. S. 127.

nicht alles, was er qua geistige Person will, bei sich selbst qua psychophysischem Organismus auch durchzusetzen vermag, werden wir uns davor hüten, alles Kranksein am Leibe einem Versagen im Geiste anzulasten"[15].

Nicht jede Verabsolutierung eines relativen Wertes führt zur Erkrankung des Menschen, und nicht jede Krankheit ist von vornherein als Ausdruck unbewältigter Sinnproblematik aufzufassen, wohl aber kann sie Ausdruck des vergeblich um seinen Daseinssinn ringenden Menschen sein. Wann geschieht das?

„Wann immer dies der Fall ist, muß der psychophysische Organismus involviert sein. Es muß, soll von einer Neurose überhaupt die Rede sein können, eben eine psychophysische Affektion vorliegen"[16]; „es muß", wie er an anderer Stelle sagt, „in die existentielle Frustration eine somatophysische Affektion erst einklinken"[17]. Das soll an folgendem Beispiel illustriert werden:

„Es handelt sich um eine junge Frau, die sich unter dem Bilde einer schweren vegetativen Neurose mit einer reaktiven Depression an uns wendet. All dem liegt zugrunde ein Gewissenskonflikt zwischen Ehe und Glauben: soll sie die eine dem anderen opfern oder umgekehrt? Sie legt größten Wert auf eine religiöse Erziehung ihrer Kinder, während ihr Mann, ausgesprochener Atheist, entschieden dagegen ist. An sich ist der Konflikt menschlich und nicht krankhaft; nur die Konfliktwirkung, die Neurose, ist Krankheit. Aber sie läßt sich nicht behandeln, ohne daß wir auf eine Sinn- und Wertfrage eingehen! Behauptet doch die Patientin selbst, sie könnte das schönste Leben, ihre Ruhe (emotional balance!) und ihren Frieden (peace of mind!) haben, wenn sie sich ihrem Mann — allgemein ihrer gesellschaftlichen Umwelt — anpassen würde (social adjustment!). Aber das Problem lautet: soll man sich — darf man sich um jeden Preis anpassen, noch dazu diesem Mann, dieser Gesellschaft ...?[18]"

### *b) Ihr Wesen*

Wie stellt sich das Problem des Wertkonflikts des näheren dar? Der noogen Erkrankte sieht sich vor eine Wertwahl gestellt und vermag sich

[15] Frankl: Grundriß der Existenzanalyse. S. 669.
[16] Frankl: ebd. S. 709.
[17] Ebd.
[18] Ebd.

nicht zu entscheiden. Einerseits leistet er nicht Verzicht auf den einen Wert zugunsten des durch die Situation gegebenen anderen, „höheren" Wertes und entzieht sich damit der Freiheit zur verantwortlichen Realisierung des „objektiven" Wertes, andererseits jedoch verschließt er sich grundsätzlich n i c h t der Verantwortlichkeit, indem er nämlich weiterhin um seinen Daseinssinn ringt. Er sagt zwar nicht Ja zu dem, was er soll, aber er sagt auch nicht Ja zu dem, was er nicht soll[19]. So ist die noogene Neurose eine aus der geistigen Not des Leidenden resultierende Antwort auf die Versagung seines Sinnstrebens —aber: eine selbst verantwortete[20]. Denn die Konflikte, die er nicht löst, sind nicht, wie bei der psychogenen Neurose, Ausdruck eines frühkindlich präformierten Fehlverhaltens als Folge unbewältigter psychischer Konfliktsuationen —, seine Konflikte sind vielmehr g e i s t i g e und darum in Verantwortlichkeit zu lösende. Und weil der noogene Neurotiker sich ihr nicht entzieht, kann gerade dadurch sein Wertkonflikt pathogen werden.

### *3. Logotherapie als unspezifische Therapie psychogener Neurosen*

Als spezifische Therapie der noogenen Neurose ist die Logotherapie nicht, wie Frankl sagt, wenn er generell das Verhältnis von Psycho- und Logotherapie bestimmt, „Ergänzung", sondern „Ersatz der Psychotherapie"[21]. Als deren Ergänzung versteht sie sich jedoch im Indikationsbereich der psychogenen Neurose. Nach Auffassung der Existenzanalyse ist nämlich die psychogene Neurose nicht ausschließlich durch psychische Traumata oder Konfliktsituationen verursacht. In ihrer Sicht kann das Psychische im Menschen niemals „hypostasiert"[22], d. h. als eine eigene Instanz und deshalb ätiologisch von den anderen Seinsbereichen, dem Somatischen und Noetischen, gesondert betrachtet werden. So lassen sich z. B. Angst- und Zwangsneurosen niemals, wie Frankl in seiner „Theorie und Therapie der Neurosen" zu zeigen versucht, allein mit psychologischen Kategorien erfassen: verstehbar werden sie für ihn erst dann, wenn sie unter spezifisch humanem Aspekt gesehen werden, „denn der Angst und dem Zwang entsprechen die beiden Grundmöglichkeiten des Mensch-

---

[19] Vgl. ebd. S. 707.
[20] Frankl: Theorie und Therapie der Neurosen. S. 119.
[21] Ebd.
[22] Vgl. ebd. S. 108 f.

seins ‚Angst' und ‚Schuld'"[23]. Sich ängsten und schuldig werden kann der Mensch nur deshalb, weil er frei und verantwortlich ist, d. h. Freiheit und Verantwortlichkeit sind erst die „ontologischen Bedingungen"[24] für die Möglichkeit dieser beiden Neurosen.

### 4. *Logotherapie als „Ärztliche Seelsorge"*

Dieser Indikationsbereich meint die durch unabwendbares Leiden mögliche Sinnfindung durch Verwirklichung von Einstellungswerten. Frankl betont immer wieder, daß es die Kranken selbst waren, die ihn veranlaßten, „ärztliche Seelsorge"[25] als einen eigenständigen Bereich seiner Arbeit zu verstehen[26].

Ärztlicher Seelsorge im Sinne der Logotherapie geht es nicht um Sinndeutung des Leidens, dazu weiß sich der logotherapeutische Arzt weder befugt noch befähigt, sondern: „Ärztlicher Seelsorge geht es darum, angesichts eines schicksalhaft notwendigen Leidens den Menschen leidensfähig zu machen. Ihr geht es nicht um Wiederherstellung der Arbeitsfähigkeit und der Genußfähigkeit (welche beiden Fähigkeiten ... unabwendbar und unabänderlich verlorengegangen sind), sondern um die Erstellung der Leidensfähigkeit"[27]; das heißt eben für Frankl, dem Patienten die tiefste Sinnfindung durch Verwirklichung von Einstellungswerten zu ermöglichen, durch ärztliche, nicht durch theologische Seelsorge! Frankl will diese beiden Bereiche streng geschieden sehen: „Seelische Heilung" — darin sieht er das psycho- und logotherapeutische Ziel, „Seelenheil"[28] — das ist seiner Meinung nach das theologisch-seelsorgerliche Ziel. Versucht die ärztliche Arbeit, die für das

---

[23] Ebd. S. 14.

[24] Ebd.

[25] Vgl. Frankl: Grundriß der Neurosenlehre. S. 698.

[26] Vgl. Frankl: Ärztliche Seelsorge. S. 224: „... es ist eine Zwangslage, die dem Arzt abverlangt, ärztliche Seelsorge zu leisten. ‚Die Patienten sind es, die uns vor die Aufgabe stellen' (GUSTAV BALLY). ‚Nur zu oft ist die Psychotherapie darauf angewiesen, in Seelsorge auszumünden' (W. SCHULTE); denn die ‚Psychotherapie ... ist unvermeidlich, auch wo sie es nicht weiß noch wissen will, immer auch irgendwie Seelsorge ... Oft muß sie ausdrücklich seelsorgerliche ... Eingriffe vornehmen' (A. GÖRRES)".

[27] Frankl: Grundriß der Neurosen. S. 695.

[28] Ebd. S. 696.

„Existieren" der Person notwendigen Bedingungen zu schaffen, so die theologische, die Existenz zum Grund ihrer selbst, zu Gott zu führen.

Diese verschiedene Bestimmung der Ziele schließt für Frankl allerdings nicht aus, daß — „per effectum — . . . nicht per intentionem!"[29] — der eine Modus der Seelsorge jeweils dem anderen das angestrebte Ziel zu erreichen hilft: Glaube kann „psychohygienisch"[30] wirken, Logotherapie kann Glauben neu eröffnen, wenn die verdrängte Verantwortlichkeit wieder bewußt geworden ist. Keinesfalls aber will sie selbst den Glauben zu vermitteln versuchen. Sie sieht ihre Aufgabe darin, „gleichsam das Zimmer der Immanenz einzurichten — es einzurichten allerdings, ohne die Tür hierbei zu verstellen"[31]. Weil aber für Frankl die höchste Sinnfindung letztlich nur dem auf Gott sich beziehenden Menschen möglich ist, wünscht er, daß nicht nur der Leidende, sondern jede menschliche Existenz zu Gott finde.

Der letzte Aspekt der Logotherapie, von Frankl neuerdings „Therapie für den Therapeuten"[32] genannt, zielt ab auf das Bewußtmachen der Gefahr eines reduktionistischen Menschenbildes für die Psychotherapie und wurde von uns bereits im Psychologismus-Abschnitt zur Sprache gebracht. Dieser Aspekt verhandelt also grundsätzlich die gleiche Problematik wie der erste.

## II. Das Bewußtmachen von Verantwortlichkeit als Mitte und Ziel der existenzanalytischen Logotherapie

### 1. *Die Voraussetzung für die Möglichkeit einer wertenden Psycho- und Logotherapie*

Veranlaßt durch seine Patienten, die ihm, dem Arzt, die Frage nach dem Sinn des Daseins stellten, fragte Frankl nach dem Wesen des Menschen selbst und erkannte, daß die bisherige Psychotherapie des Menschlichen im Menschen noch gar nicht ansichtig geworden war, erkannte die

---

[29] Ebd. S. 697.
[30] Vgl. Frankl: Ärztliche Seelsorge. S. 225.
[31] Frankl: Wille zum Sinn. S. 75.
[32] Von Frankl dem Verf. in einem Gespräch am 13. 7. 1973 mitgeteilt.

Logos-Bestimmtheit des menschlichen Daseins und damit die Frage nach dem Logos, dem Sinn als die das menschliche Dasein bestimmende und entscheidende Frage.

Hatte die bisherige Psychotherapie den „Aufgabencharakter des Lebens" und entsprechend den „Antwortcharakter" der menschlichen Existenz, das Verantwortlichsein als ihren „Wesensgrund" verkannt, so sah Frankl nun seine Aufgabe darin, die das Menschsein konstituierende Spannung zwischen Existenz und Logos in Form einer expliziten Anthropologie zu beschreiben, „Existenz" zu „analysieren" auf ihre Konstitutiva hin und die anthropologischen Erkenntnisse in den ärztlichen Aufgabenbereich zu übertragen, und das hieß für ihn: die bisherige Psycho-therapie — und darüber hinaus auch die Somato-therapie — um die Logo-therapie zu er-gänzen entsprechend des „ganzen" Bildes vom Menschen als einer somatisch-psychisch-noetischen Einheit.

War für ihn die Sinnfrage die für die „seelische Heilung" eines Patienten entscheidende Frage und hieß für ihn Sinnerfüllung Wertverwirklichung — so stellte sich ihm als Arzt ein wesentliches Problem, von dessen Lösung die Übersetzbarkeit der Existenzanalyse in die Logotherapie abhing: Die Frage nach der Möglichkeit einer wertenden Psycho- bzw. Logotherapie, die Frage danach also, wie es gelingen konnte, den existentiell Frustrierten zur Wertverwirklichung zu motivieren, ohne ihm ein weltanschauliches Oktroi aufzuerlegen, d. h. für ihn die Wertwahl zu treffen. Wo war der Zugang zum Patienten, der dem Arzt ermöglichte, den Patienten den Sinn seines Daseins selbst finden zu lassen? Dieser Zugang mußte ein Wert sein, auf den sich beide, Arzt und Patient, einigen konnten, der für beide konstitutiv war, ein Wert, der für das Menschsein überhaupt konstitutiv ist und unmittelbar zu ihm hinzugehört, der sein Wesen ausmacht und damit die Voraussetzung für alles weitere Werten des Menschen ist. Und Frankl fand diesen Wert in der Verantwortlichkeit als dem „Wesensgrund der menschlichen Existenz": „Es gibt ... einen formal ethischen Wert, der selbst Bedingung aller weiteren Wertungen ist, ohne an sich schon deren Rangordnung zu bestimmen: die Verantwortlichkeit! Sie stellt jenen Grenzbereich sozusagen von ethischer Neutralität dar, bis zu dem gerade noch die Psychotherapie als implicite wertende Haltung vordringen darf — und soll"[1]. Damit erweist sich die Logotherapie als eine

---

[1] Frankl: Philosophie und Psychotherapie. S. 708.

Behandlungsmethode, die bewußt von einer anthropologischen Konzeption ihren Ausgang nimmt und die daher, nach Frankls eigenem Verständnis, weniger als andere psychotherapeutische Richtungen der Gefahr erliegt, wertend ihre Grenze zu überschreiten[2].

## 2. *Die Folge der Bewußtwerdung von Verantwortlichkeit: die personale Umstellung*

Mit der Bewußtwerdung der Verantwortlichkeit wird nun zugleich das „Wertgesichtsfeld"[3] des Patienten erweitert, so daß er „des vollen Spektrums personaler und konkreter Sinn- und Wertmöglichkeiten gewahr"[4] werden und sein „Wille zum Sinn" wieder Gestalt finden kann. Damit ist allerdings auch die Grenze der logotherapeutischen Einflußnahme erreicht, denn die „Logotherapie macht dem Patienten nur sein Verantwortlichsein bewußt, um ihn dann sich selbst entscheiden zu lassen, wofür: für die Erfüllung welchen konkreten Sinnes und für die Verwirklichung welcher persönlichen Werte — und wovor: ob überhaupt vor etwas (vor dem Gewissen oder vor der Gesellschaft) und nicht vielmehr vor jemandem (vor Gott) — er sein eigenes Dasein als Verantwortlichsein auslegt und ausdeutet"[5]. Das heißt: Sieht die Logotherapie ihre Aufgabe darin, dem Patienten die Möglichkeit der Sinnfindung neu zu eröffnen, so betrachtet sie es als seine Aufgabe, den Daseinssinn selbst zu finden.

Mit der Bewußtwerdung der Verantwortlichkeit vollzieht sich im Patienten ein Einstellungswandel der ganzen Person, eine „existentielle Umstellung"[6], die ein „totales vollmenschliches Geschehen in Gang bringt"[7]: die Suche nach dem immer gegenwärtigen Sinn.

---

[2] Frankl: Grundriß der Existenzanalyse. S. 711.
[3] Ebd.
[4] Ebd.
[5] Ebd.
[6] Vgl. ebd. S. 684. Anm. 2.
[7] Frankl: Das Menschenbild der Seelenheilkunde. S. 24.

# ZWEITER TEIL

## A. GRUNDSÄTZLICHE ERWÄGUNGEN ZUM GESPRÄCH ZWISCHEN EXISTENZANALYSE – LOGOTHERAPIE UND THEOLOGIE[1])

### I. Die Aufgabe der Theologie

Wissenschaftliche Forschung verlangt, meinen wir, vom Forscher ein doppeltes: die bewußte Konzentration auf einen Bereich der Wirklichkeit und zugleich das Bewußtsein, daß seine Ergebnisse einen Ort haben in der universitas der Wissenschaften, das heißt: er muß sich dessen bewußt sein, daß sie Geltung haben zunächst nur für den einen von ihm erforschten Bereich. Das schließt zwar nicht aus, daß sie auch für andere Wirklichkeitsbereiche gelten können; ob und wieweit sie jedoch generalisierbar sind, ist nur zu entscheiden im Dialog mit den Forschern der Wissenschaften, für deren Bereich sie auch zutreffen könnten, d. h. durch ein Abwägen der in den verschiedenen Forschungsbereichen gewonnenen Ergebnisse. Jede Wissenschaft sieht jeweils nur einen Aspekt der Wirklichkeit — deshalb kann keine ihre Ergebnisse ohne Zustimmung der anderen generalisieren. Erst die universitas der Wissenschaften macht ein studium generale möglich.

Das Thema der in den biblischen Schriften begründeten Theologie ist der in der Welt lebende Mensch in seinem Verhältnis zu Gott als dem Herrn der Welt. Deshalb grenzt sie ihre Reflexion nicht ein auf einen innermenschlichen Bereich, in dem Gott erfahren wird, sondern grenzt sie aus auf den „ganzen" Menschen und seine Welt, die zu verwalten er das Mandat Gottes hat[2]. Wie aber läßt sich von dieser Voraussetzung aus Theologie als Wissenschaft eines Bereiches der Wirklichkeit, wie ihr Verhältnis zu den anderen Wissenschaften begreifen? Ihre Forschung gilt insofern nur einem Bereich der Wirklichkeit, als sie ihre Aufgabe beschränkt auf die Vergegenwärtigung der biblischen Wahrheiten, deren Gültigkeit sie auch für die gegenüber der biblischen Zeit veränderte Gegenwart evident zu machen sucht. Dieser so verstandene

[1] Mit „Theologie" bzw. „theologisch" meinen wir in diesem Teil immer evangelische Theologie.

[2] Vgl. Gen. 1,28.

Aufgabenbereich hat für das Verhältnis der Theologie zu den anderen Wissenschaften eine doppelte Konsequenz:

Erstens: Sie stellt die Voraussetzungen und Ziele der anderen Wissenschaften in Frage, sie befragt sie auf ihre Motivation und Intention, fragt sie, wem sie „dienen". Ein Beispiel: Ein physikalischer Forschungszweig kann Projekte entwickeln, die Menschen vor dem Hungertod bewahren, er kann aber auch Projekte entwickeln — mit denselben Instrumenten und Forschungsmethoden —, die für Völker lebensbedrohend sind. Die Theologie hat von dem eben gekennzeichneten Selbstverständnis her die Aufgabe, den Stellenwert dieser beiden Projekte von ihrer Weltsicht her zu kennzeichnen[3].

Zweitens: Wir verstehen Theologie als eine theologia viatorum: Ihr Weg ist zwar vorgezeichnet, aber die Landschaft, durch die er führt, wechselt ständig. Das heißt: Theologische Aussagen haben geschichtlichen Charakter, wenn auch der Grund, von dem her sie formuliert werden, immer derselbe bleibt. Zu dieser Bedingtheit ihrer Aussagen kommt noch eine andere hinzu: Als theologia viatorum geht die Theologie einen W e g der Erkenntnis, von dem aus sie die Landschaft der Wirklichkeit in ihren Strukturen meint erkennen und deuten zu können. Das heißt aber nicht, daß sie diese Landschaften en detail kennte. Ohne Bild: Theologie ist, sofern sie als theologia viatorium ihre Zeit adäquat erkennen und deuten will, auf die Einzelerkenntnisse der anderen Wissenschaften angewiesen. Sie wird zwar nicht deren Ergebnisse unkritisch übernehmen, selbst dann nicht, wenn deren Voraussetzungen und Ziele ihren eigenen nicht widersprechen. Sie wird aber deren Ergebnisse, sofern diese un-

---

[3] Vgl. dazu C. F. Freiherr von Weizsäcker: Die Tragweite der Wissenschaft. Schöpfung und Weltentstehung. Die Geschichte zweier Begriffe. Stuttgart 1968[2]. S. 15 f.: „Uns muß schaudern, wenn wir uns die psychologischen Einsichten Freuds in den Händen eines Goebbels vorstellen. Pawlows Studien über bedingte Reflexe gelten als der geschichtliche Ursprung des Verfahrens, das man heute Gehirnwäsche nennt. Wissen ist Macht, und Macht sollte Verantwortung bedeuten. Daß uns aber die wissenschaftliche Erkenntnis zugleich mit der sittlichen Größe ausstattet, die wir brauchten, um diese Verantwortung zu tragen, das ist eine Hoffnung, der die Tatsachen nicht entsprechen. Ich glaube ... die Rolle des Priesters steht dem Wissenschaftler nicht an, und die guten Wissenschaftler wissen das; das Verhaltensschema der Wissenschaft braucht den Hintergrund einer Ethik, die uns die Wissenschaft selbst nicht zu geben vermocht hat."

abweisbar sind, in den eigenen Reflexionsbereich einbeziehen müssen und wollen, wenn sie ihrer Zeit eine Korrektiv sein und bleiben will.

Die theologische Anthropologie als der nach der Wirklichkeit des Menschen im besonderen fragende Forschungsbereich der Theologie wird den Dialog — unter dem oben genannten doppelten Aspekt — mit den Wissenschaften führen, die ebenfalls im besonderen um den anthropos zentriert sind. Dazu gehören die Psychologie bzw. Psychotherapie ebenso wie die Existenzanalyse bzw. die Logotherapie.

## II. Die Aufgaben des interdisziplinären Dialogs zwischen Theologie und Psychologie

Das beide Wissenschaften verbindende Medium ist der Mensch und die Sorge um ihn; das sie Unterscheidende ist die Perspektive, von der her sie sein Wesen beschreiben ebenso wie die Hilfe, die sie in Seelsorge resp. Psychotherapie für ihn bereithalten. Das heißt: Ihre Forschung gilt zwar den gleichen Phänomenen, auf Grund ihrer verschiedenen Voraussetzungen sind jedoch voneinander differente Aussagen und auch eine z. T. verschiedene Begrifflichkeit zu erwarten.

Für einen interdisziplinären Dialog zwischen Theologie und Psychologie ergeben sich daraus drei Aufgaben, und diese Aufgaben gelten grundsätzlich auch für das Gespräch zwischen existenzanalytischer Logotherapie und Theologie. Einmal: die jeweiligen Forschungsergebnisse der beiden Wissenschaften sind zu vergleichen. Zum anderen: Jeder Gesprächspartner hat die Denkvoraussetzungen, von denen her der andere seine Ergebnisse formuliert, sich bewußtzumachen und in Frage zu stellen. Schließlich muß der Versuch gemacht werden, eine gemeinsame Gesprächsbasis zu markieren, von der aus — trotz der notwendigerweise verschiedenen Perspektiven und der teilweise differenten Einzelaussagen — ein Dialog in Theorie und Praxis einsetzen kann.

Daß das Gespräch zwischen Theologie und Psychologie noch immer nicht die gewünschte und vielfach beschworene Konkretion hat, liegt u. E. in dem begründet, was H. Harsch in seiner „Methodischen Vorbemerkung“ zu seiner Arbeit über „Das Schuldproblem in Theologie und Tiefenpsychologie“ nur als Gefahr dieses interdisziplinären Dialogs herausgestellt hat: daß „eine Wissenschaft die Aussagen der anderen auf ihr eigenes Begriffsschema reduziert mit der bekannten Formel: ‚Das ist nichts als ...'"[1]. Das bedeutet: Nur dann können der Wirklichkeit des Menschen entsprechende Wege zur Lebenshilfe erkannt und verwirklicht werden, wenn beide Disziplinen bereit und fähig sind, „den Verstehenshorizont offenzuhalten füreinander"[2].

## III. Die „offene" anthropologische Basis der Existenzanalyse und Logotherapie

Wollen wir den Franklschen Bemühungen um das „wahre" Menschenbild und damit seinem Sinnverständnis gerecht werden, dann haben wir uns noch einmal die Problematik des existenzanalytischen Erkenntnisrahmens zu vergegenwärtigen. Um diese Problematik von theologischer Warte her deutlicher in den Blick bekommen zu können, empfiehlt es sich, daß wir zunächst auf die durch sie ausgelöste, grundsätzliche Kritik im psychologischen Bereich eingehen.

### *1. Die Spannung zwischen Empirie und Ontologie*

Zur Philosophie treibt den Arzt Frankl nicht die intellektuelle Spiellust, sondern die Erfahrung des Ungenügens der bisherigen für die Psychotherapie bereitgestellten psychologischen Kategorien und des daraus abgeleiteten psychotherapeutischen Instrumentariums. Frankl geht es um die Erweiterung seiner Einsicht in das Wesen des Menschen, deshalb sprengt er den biologistisch-psychologistischen Rahmen des ihm überkommenen Menschenbildes und dringt zur philosophischen Anthropologie vor, deren Erkenntnisrahmen der von uns bereits zitierte Pleßner-Satz markiert: „Philosophische Anthropologie ist Erkenntnis des Menschenmöglichen. Will sie philosophisch sein und gleichwohl Anthropologie bleiben, so muß sie an dem eingeschränkten Möglichkeitshorizont des Menschen festhalten, darf ihn nicht preisgeben, weder zugunsten bloßer Empirie noch einer Ontologie, um ihn gegen beide Dimensionen, die ineinander verschränkt sind, offenzuhalten"[1].

---

[1] H. Harsch: Das Schuldproblem in Theologie und Tiefenpsychologie. Heidelberg 1965. S. 12.

[2] Ebd.

[1] Evangelisches Kirchenlexikon. Hg. v. H. Brunotte und O. Weber. Göttingen 1961². Stichwort: Anthropologie IV.

Dieser Pleßner-Satz, der u. E. prägnant Frankls anthropologische Intention widerspiegelt, zeigt in aller Deutlichkeit die Schwierigkeiten einer sich so verstehenden Anthropologie: Sie muß die Spannung zwischen Empirie und Ontologie aushalten, und sie wird immer der Kritik ausgesetzt sein, entweder seitens derer, die die Mehrdimensionalität anthropologischer Aussagen zu vermeiden versuchen mit der wissenschaftstheoretischen Begründung, anthropologische Aussagen seien entweder empirisch oder ontologisch zu formulieren — oder seitens derer, die die Spannung zwischen Empirie und Ontologie zu reduzieren suchen dadurch, daß sie — aus den verschiedensten Gründen — mehr dem Empirischen oder mehr dem Ontologischen zuneigen. Besonders heftige Kritik aber wird sich der zuziehen, der, wie Frankl, die „Erkenntnis des Menschenmöglichen“ sowohl nach der einen als auch nach der anderen Seite — aus Sorge um den Menschen — bis an ihre Grenzen auszuschöpfen versucht und sie deshalb vielleicht manchmal überschreitet. Wie Frankl diese Spannung selbst sieht, davon war im ersten Teil unserer Arbeit die Rede, deshalb fassen wir seine Gedanken nur noch einmal kurz zusammen: Als Neurologe und Psychiater treibt er das experimentelle Geschäft der Naturwissenschaften, zugleich aber wagt er sich so weit hinein ins Philosophische, daß er die Grenzen zum Theologischen hin erreicht. Zwar hat er immer schon philosophiert, ehe er experimentiert, und versucht die philosophische Erkenntnis immer sogleich — unter der Prämisse des Noetischen — zu „verifizieren“. Und doch weiß er seine philosophische Arbeit von der experimentellen scharf getrennt — entsprechend der Unterschiedenheit der menschlichen Dimensionen, die er erforscht und die jeweils ihre ihnen gemäßen Forschungsmethoden verlangen. Aber es kommt ihm alles darauf an, zu zeigen, daß die menschlichen Seinsbereiche zwar wesentlich voneinander unterschieden und deshalb die Spannung zwischen Empirie und Ontologie eine unvermeidbare ist, daß sie aber zugleich füreinander geöffnet sind und sich einen lassen durch die noetische Dimension. Die Kritik an der Existenzanalyse und Logotherapie im Bereich der Psychotherapie kommt, soweit wir sie übersehen können, einmal aus dem Lager der ausschließlich naturalistisch orientierten Psychotherapie, zum anderen aus seinem eigenen Lager, sofern wir dazu alle auf das Personsein des Menschen ausgerichteten Psychotherapeuten zählen dürfen.

## 2. *Die psychologisch-psychotherapeutische Kritik an der Existenzanalyse und Logotherapie*

a) Die eine Front also, gegen die Frankl sich behaupten muß, ist die jener Psychologie, die mit der Feststellung und Beschreibung des Gegebenen und Tatsächlichen ihren Aufgabenkreis deutlich abgesteckt sieht, die alles Vor-gegebene, alles Mögliche, Metaphysische und empirisch nicht Faßbare als fach-unspezifisch zurückweist und deshalb auch nur die therapeutischen Methoden gelten läßt, die der Faktizität ihrer Befunde entsprechen[2]. Das heißt: Die Empiristen unter den Psychologen werfen Frankl nicht nur vor, er überschreite die der psychologischen Wissenschaft gesteckte Grenze, indem er das Noetische als ein genuin philosophisches Phänomen in die Psychologie einbeziehe, die Psychologie also um die Noologie erweitere; ihre Kritik richtet sich auch und vor allem dagegen, daß er Empirie treibe unter der Prämisse des Noetischen, daß seine Forschung nicht voraussetzungslos, sondern weltanschaulich vorprogrammiert sei.

Für diese Kontrahenten war bis vor kurzer Zeit die Existenzanalyse und Logotherapie indiskutabel, so daß sich ihre Kritik im wesentlichen beschränkte auf die Abwehr von Frankls wissenschaftstheoretischem Ansatz. In letzter Zeit jedoch wird in ihrem Umkreis zunehmend das Ungenügen einer mechanistischen Psychologie und Psychotherapie zum Ausdruck gebracht, z. B. von der Verhaltenstherapie, die, wenn auch nur zögernd und punktuell, logotherapeutische Erkenntnisse anzuerkennen bereit ist[3].

b) Die andere Seite der Kritik kommt her von den Repräsentanten der Psychotherapie, die Frankl zwar als „einen Bahnbrecher jener neuen Epoche des medizinischen Denkens“[4] einzuschätzen wissen und sich auch ihrerseits um die Überwindung des Psychologismus bemühen, ihm jedoch

---

[2] Vgl. z. B. W. Toman: Motivationsmodelle und ihre anthropologische Aussage. In: Psychologische Anthropologie. Hg. v. H.-G. Gadamer und P. Vogler. Neue Anthropologie Bd. V. Stuttgart 1973. S. 309. Vgl. auch: H. Stoffer: Die Echtheit in anthropologischer und konfliktpsychologischer Sicht. München/Basel 1963. S. 165.

[3] Vgl. Frankl: Der Mensch auf der Suche nach Sinn. S. 35. Und: Frankl: Wille zum Sinn. S. 178.

[4] H. Binder: Die menschliche Person. Eine Einführung in die medizinische Anthropologie. Bern/Stuttgart 1964. S. 76.

den Vorwurf machen, er verkenne das Gewicht der empirischen Befunde und komme so zu einer Überschätzung des Geistigen, damit aber zugleich zu einer überstarken Pointierung menschlicher Freiheit und Verantwortlichkeit. Wenn aber die Deutung von Sinn das Geistige und die Sinnerfüllung Freiheit und Verantwortlichkeit voraussetzen, diese drei Existentialien aber nach Meinung jener Kritiker von Frankl nicht hinreichend in ihren Bedingtheiten gesehen werden, dann ist daraus zu folgern, daß sie auch die Breite der Sinnfindungsmöglichkeiten, wie die Logotherapie sie sieht, eingrenzen werden.

Der Tenor der Kritik Görres'[5], Beckers[6], Binders[7] u. a. ist etwa folgender: Frankl trenne das Geistige zu radikal vom triebhaften Lebensfundament und dem somatischen Unterbau des Menschen, so daß er „die Einheit des Menschen in einer den inneren Tatsachen nicht entsprechenden Weise in Geist und Psychophysikum"[8] zerreiße. Diese Überbetonung des Noetischen aber hat nach Ansicht dieser Autoren zur Folge einmal eine Unterschätzung des triebhaften Unbewußten als Quelle neurotischer Fehlhaltungen, zum anderen eine Überschätzung der logotherapeutischen Möglichkeiten hinsichtlich der Bewußtmachung von Verantwortlichkeit und deren Konsequenzen für die Lebensgestaltung[9].

H. Binder, der die Geschichte des geistigen Personbegriffs in der medizinischen Anthropologie beschrieben hat[10], sieht Frankl in einer Außenseiterrolle und resümiert den common sense der personalistischen Psychotherapie so: „Wir kommen somit zu dem Ergebnis, daß die medizinische Anthropologie den Begriff der menschlichen Person weder einseitig im Geistigen, noch einseitig im Triebhaften finden kann, sondern daß es offenbar gerade zum Wesen der Person des Menschen gehört, beides als nicht auseinander ableitbare Grundmomente in sich zu tragen. Man hat ja schon wiederholt gesagt, daß der Mensch weder Tier noch Engel sei, aber Merkmale von beiden in sich habe". Und gerade „in dieser irreduziblen Zwiespältigkeit zwischen Trieb und

---

[5] Vgl. A. Görres: An den Grenzen der Psychoanalyse. München 1968. S. 62 ff.

[6] Vgl. A. M. Becker: Existenz und Psychiatrie. Über die „Existenzanalyse". In: Psyche 9 (1955/56). S. 801 ff.

[7] Vgl. Binder: Die menschliche Person. S. 73.

[8] Ebd.

[9] Vgl. ebd. S. 73 ff.

[10] Vgl. ebd. S. 64—102.

Geist und der damit zusammenhängenden Konfliktbereitschaft, in dieser ‚Gebrochenheit‘ des menschlichen Wesens, die aber doch in der höheren Einheit der Seele aufgehoben ist“[11], sehen Binder und die anderen genannten Autoren einen wesentlichen Grundzug der menschlichen Person.

Wir geben unserem Lustbedürfnis nicht nach, das jetzt nach einem Kritik-Teil an dieser Kritik an Frankl strebt und in dem zu zeigen wäre, daß Frankls ständige Rede von der das Menschsein charakterisierenden Spannung zwischen Sein und Sollen ja nichts anderes meint als den von Binder bezeichneten Konflikt zwischen dem Triebhaften und dem Geistigen. Und wenn er uns entgegenhielte — sein Einwand läßt sich aus seinem Summarium herauslesen — Frankl mache aber dennoch den Menschen zum „Engel“ und er verkenne seine „‚Gebrochenheit‘“, so lassen wir uns unsere eigene Antwort auf diesen Einwand eine Mahnung sein für unsere eigene Kritik an Frankl: Man muß differenzieren zwischen seinen ontologischen Aussagen über die Person und seinen ontischen Aussagen über das die Person Bedingende. Meint seine Ontologie der Person „den existierenden Menschen ‚vor dem Fall‘ in die Faktizität“, den unbedingten, so sind seine ontischen Aussagen Beschreibungen des bedingten Menschen. Wenn er über Freiheit und Verantwortlichkeit, über die Fähigkeit zur Selbst-Transzendierung und über die Liebe als die personale Seinsweise des Menschen spricht, dann *ist* diese Beschreibung der menschlichen Person eine ideale. Idealistisch aber *wäre* seine Vorstellung vom Menschen, wenn er nicht darüber hinaus oder vorweg immer auch die Grenzen der personalen Möglichkeiten zeigte. Frankls Ontologie der Person zeichnet die imago hominis als ein Leit-bild, auf das hin der Mensch sich ausrichten soll und dem er — wenn auch nur punktuell — entsprechen kann[12]. Aber Frankl weiß nur zu gut, daß der Mensch letztlich nur *versuchen*[13] kann, diesem Bild gleichzuwerden, und daß er, solange er lebt, aus der Spannung zwischen Sein und Sollen, Trieb und Geist nicht herauskommt, ja, nicht herauskommen soll, ist doch gerade sie es, die das Menschsein *in Raum und Zeit* zu einem spezifisch menschlichen macht. Dieser Spannung aber weicht der Mensch aus, wenn er nicht oder nicht mehr weiß, woraufhin er sich aus-

---

[11] Ebd. S. 82.

[12] Vgl. Frankl: Ärztliche Seelsorge. S. 96 ff.

[13] Vgl. ebd. S. 78.

zurichten hat und kein Leit-bild mehr sieht — darum begnügt Frankl sich nicht mit Erklärungen über das den Menschen Bedingende, sondern verweist darüber hinaus auf das, was jeder Mensch immer auch sein kann und werden soll. Frankl sieht beide im Menschen, das „Tier" und den „Engel", aber er beschreibt vor allem die Möglichkeiten des „Engels", weil er die Macht des „Tieres" kennt. Deshalb sollte seiner Überzeugung nach das folgende Goethe-Wort die Maxime jeder Psychotherapie sein: „Wenn wir die Menschen nehmen, wie sie sind, so machen wir sie schlechter. Wenn wir sie behandeln, als wären sie, was sie sein sollten, so bringen wir sie dahin, wohin sie zu bringen sind"[14].

Die theologische Valenz der Existenzanalyse und Logotherapie und die Möglichkeit einer Kooperation zwischen existenzanalytischer Logotherapie und der Theologie läßt sich nun in einem ersten Schritt verdeutlichen an Frankls Kritik gegenüber der Front, an der sie entfaltet wurde und der sie sich, wenn auch in verändertem Modus, auch heute gegenübersieht: dem Reduktionismus und insbesondere dem Psychologismus, den wir als Modell des Reduktionismus zur Sprache brachten.

[14] Zitat entnommen: ebd. S. 15.

## B. DIE BEDEUTUNG DER PSYCHOLOGISMUS-KRITIK FÜR DIE THEOLOGISCHE ANTHROPOLOGIE

Der Mensch ist allein aus sich selbst verstehbar — der Mensch ist allein aus der Transzendenz verstehbar; nur das kausal-genetisch Faßbare ermöglicht die Diagnose menschlicher Leiden — nur die personale Begegnung erschließt spezifisch menschliches Leiden; wie die Diagnose, so entspricht auch nur die Therapie der Wirklichkeit des Menschen, die dem Gesetz von Ursache und Wirkung Rechnung trägt — wie die Diagnose, so entspricht auch nur die Therapie der Wirklichkeit des Menschen, die der Einzigartigkeit und Unverwechselbarkeit der menschlichen Person ansichtig wird und deren spezifisch Menschliches zur Geltung bringt. Das sind, pointiert formuliert, die einander diametral entgegengesetzten anthropologischen Prämissen der Psychoanalyse Freuds und der Existenzanalyse Frankls. Steht hinter dem Freudschen Ansatz das säkularistische Pathos Feuerbachs und seiner Proklamation, das wahre „ens realissimum"[1], der Mensch als Mitte und Maßstab der Wirklichkeit sei fortan ausschließlich aus der Immanenz zu beschreiben, so steht hinter dem Franklschen Ansatz das pati des mit der seelischen u n d geistigen Not der Nachkringsjahre konfrontierten praktizierenden Arztes, der in der zeitgenössischen philosophischen Anthropologie wissenschaftlich formuliert sieht, was er in der Praxis zu sehen begonnen hat: das der Mensch über sich selbst hinausweist und hinausfragt nach dem Sinn seiner Existenz.

Zwei Aspekte der Psychologismus-Kritik verdeutlichen in besonderer Weise, daß Frankl „die Tür zur Transzendenz"[2] offenhalten will für die Frage des Menschen nach Sinn und die Frage nach Gott, der allein Garant der Sinnhaftigkeit menschlichen Daseins ist.

---

[1] L. Feuerbach: Das Wesen der Religion. Köln 1967. S. 137.

[2] Frankl: Wille zum Sinn. S. 75.

## I. Das Bewußtmachen der impliziten anthropologischen Prämissen

Wohl kein anderer hat so deutlich wie Frankl die der psychodynamisch orientierten Therapie impliziten anthropologischen Voraussetzungen und deren Konsequenzen herausgestellt und damit den Aufweis erbracht, daß keine Psychotherapie, selbst wenn sie ihre weltanschauliche Neutralität proklamiert, faktisch auch voraussetzungslos *ist*. Frankl demonstriert an seiner Psychologismus-Kritik, was sich u. E. an jedem säkularistischen Denkmodell zeigen ließe: daß eine Anthropologie, die den Menschen aus sich selbst verstehen will, ihn dennoch nicht aus sich selbst verstehen kann, daß sie sich vielmehr erst einen ontologischen Rahmen schafft, von dem aus sie ihn dann beschreibt[3].

Von impliziten anthropologischen Voraussetzungen her Psychotherapie treiben heißt: unter einem bestimmten Aspekt der Wirklichkeit den Patienten zu diagnostizieren und zu therapieren, ohne sich dessen bewußt zu sein, daß die Diagnose einer neurotischen Erkrankung unter Umständen perspektivisch gestellt und die Therapie entsprechend fehlgeleitet werden kann. Das heißt: der Therapeut übersieht unter Umständen nicht nur die der Wirklichkeit des menschlichen Seins entsprechenden therapeutischen Möglichkeiten, er überträgt auch, ohne sich dessen bewußt zu sein, die Inhalte seiner impliziten anthropologischen Prämissen auf den Patienten, so daß dieser unter Umständen daran gehindert wird, die für *ihn* wesentlichen Lebens-Fragen erkennen und beantworten zu können.

## II. Das Aufdecken der Konsequenzen einer das Geistige negierenden Anthropologie

Da die psychologistische Anthropologie glaubt, das faktisch Gegebene, die Natur sei ein der gesamtmenschlichen Wirklichkeit entsprechender Erkenntnisrahmen, kann sie auch das Geistige nur mit naturalistischen Erkenntniskategorien beschreiben. Sie muß deshalb von ihrem Ansatz her den Geist als Funktion der Natur mißdeuten. Damit aber werden alle genuin menschlichen Probleme — die trauernde Liebe, die quälende Schuld, die unbeantworteten Fragen nach Sinn und nach Gott —, damit

[3] Vgl. z. B. zum ontologischen Rahmen der Feuerbachschen Anthropologie: L. Heieck: Feuerbach gehört zur Gegenwart. In: Lutherische Monatshefte 11 (1972). S. 544 f.

wird jedes menschliche Leiden, das existentielle ebenso wie das neurotische, als Ausdruck einer Störung des homo naturalis verstanden[4], als Konflikte, die grundsätzlich erklärbar und überwindbar sind. Deshalb kann auch das Problem des Nicht-Geheilten niemals eigenständiges Thema einer naturalistisch orientierten Psychologie sein. Und deshalb kann es prinzipiell auch nie Aufgabe einer sich so verstehenden Psychotherapie sein, den „schicksalhaft" Leidenden leidensfähig zu machen, d. h. ihm eine Einstellung zu seinem Leiden, eine — vielleicht letzte — Sinnfindungsmöglichkeit vermitteln helfen zu wollen.

Wir sind uns dessen bewußt geblieben, was wir Frankls Psychologismus-Kritik gegenüber einschränkend formulierten[5]. Ebenso bewußt geblieben sind wir uns aber auch der Intention dieser Kritik und ihrem vielfach variierten Thema: Wird das Geistige verkannt, dann wird das Menschliche im Menschen, seine Freiheit und Verantwortlichkeit, übersehen. In der Verantwortlichkeit aber sieht die Existenzanalyse die Signatur des Menschen, und verantwortlich, so sieht es die Theologie, ist der Mensch vor Gott. Diesen Gedanken schließt die Existenzanalyse, wenn auch nur implizit, ein.

## III. Folgerungen für die Beziehung zwischen existenzanalytischer und theologischer Anthropologie

Der Mensch transzendiert sich selbst, darum ist er nicht aus sich selbst verstehbar; er ist geistig, frei und verantwortlich — noch der Psychotiker legt bisweilen Zeugnis davon ab, daß der Mensch eine inventio und imago Dei ist. Mit dieser anthropologischen Grundlinie macht sich Frankl im psychotherapeutischen Lager zum Advokaten menschlicher Freiheit, jener Freiheit, die nicht sich selbst sucht, sondern die Verwirklichung des ihr Aufgetragenen: die Beantwortung der, wie wir es sehen, von Gott gestellten Lebensfragen.

Hält Tillich den Existentialismus für einen „natürlichen Bundesgenossen des Christentums", für einen „Glücksfall der christlichen Theologie"[6], der die wahre Situation des Menschen sowohl in der gegenwärtigen Periode als auch in der Geschichte enthülle, so halten wir die

---

[4] Vgl. dagegen z. B. H. J. Weitbrecht: Leid, Schuld und Neurose. In: Die Sinnfrage in der Psychotherapie, so etwa S. 244 ff.

[5] Vgl. ERSTER TEIL. III. 2 d.

[6] P. Tillich: Systematische Theologie Bd. II. Stuttgart 1958[3]. S. 33.

existenzanalytische Logotherapie für einen geistigen „Bundesgenossen“ der christlichen Theologie, weil sie gegen das biologistische, psychologistische und soziologistische Credo an die Bedingtheit der Existenz ihr Credo an die Unbedingtheit stellt: den Glauben an die Möglichkeit des Freien und Verantwortlichen im Menschen. Wir sehen uns von Frankl herausgefordert, bei all unserer Bereitschaft, uns von den Humanwissenschaften über die Bedingtheiten der Existenz aufklären zu lassen — diese Notwendigkeit wird von uns in keiner Weise bestritten —, angesichts des anwachsenden Sinnlosigkeitsgefühls gezielter und deutlicher als bisher unseren theologischen Beitrag zu leisten zur Wiederentdeckung des Menschlichen in unserer Zeit — auch und gerade durch unseren Dialog mit den Humanwissenschaften.

Trotz der im wesentlichen gleichgestimmten Aussagen über das Menschliche im Menschen sind nun allerdings die Differenzen zwischen Existenzanalyse und Theologie hinsichtlich der F u n d i e r u n g des Menschenbildes erheblich. Um diese Differenzen beschreiben zu können, wollen wir jetzt einen Grundriß der theologischen Anthropologie skizzieren, der die wesentlichen Prämissen bewußt macht, von denen aus wir kritisieren und akzeptieren.

Wie Tillich in seiner Arbeit über „Die theologische Bedeutung von Existentialismus und Psychoanalyse“ sagt, sind „in jedem echten theologischen Denken“ drei anthropologische Grundaussagen „vereint“[7]. Mit diesen drei Grundannahmen meint Tillich die Modi des Menschseins, wie die biblischen Schriften sie zum Ausdruck gebracht haben. Der erste Modus, von der traditionellen Dogmatik „status integritatis“ genannt, besagt: Menschliches Sein war ursprünglich gut, so daß auch Gott uneingeschränkt Ja zum Menschen sagen konnte[8]. Der zweite Modus, der „status corruptionis“ zeigt ihn als den schuldig gewordenen[9], der seine Freiheit nicht im Sinne Gottes realisiert hat und deshalb von Gott getrennt ist. Der dritte ist der des Menschen, der wieder hoffen kann auf die Aufhebung des Getrenntseins von Gott und damit auf das Erlöstsein von Unfreiheit, Schuld, Leid und Tod[10].

---

[7] P. Tillich: Die theologische Bedeutung von Existentialismus und Psychoanalyse. In: Almanach 3. Hg. v. D. Sölle u. a. Wuppertal 1969. S. 145.

[8] Gen. 1,31.

[9] Vgl. Gen. 3.

[10] Vgl. Apk. 21,4.

Zwischen diesen drei anthropologischen Grundannahmen ist deutlich zu unterscheiden, denn, und darin stimmen wir Tillich zu: „Wer zwischen diesen drei Elementen in der menschlichen Natur nicht zu unterscheiden vermag, unterliegt zahllosen Mißverständnissen“[11]. Diese Warnung Tillichs gilt nicht nur der theologischen, sie gilt jeder Anthropologie, und sie ist ebenso gemeint für jede theologische Auseinandersetzung mit einer nicht-theologischen Anthropologie.

Die u. E. wesentlichen Aspekte eines Grundrisses der theologischen Anthropologie gewinnen wir an den biblischen „Urgeschichten“ und den paulinischen Schriften, die wir im Blick auf die anthropologische Frage für exemplarisch halten[12].

---

[11] Tillich: Die theologische Bedeutung von Existentialismus und Psychoanalyse. S. 145.

[12] Der Verf. ist sich dessen bewußt, daß in der folgenden Skizze keineswegs die in diesen Schriften enthaltenen zahlreichen anthropologischen Nuancen zur Sprache kommen.

# C. DIE GRUNDZÜGE DER THEOLOGISCHEN ANTHROPOLOGIE

## I. Die Voraussetzung der biblischen Anthropologie: Das Verhältnis von Existenz und Existenzgrund

Wollen wir Aussagen machen über das Wesen des Menschen, dann können wir nicht, wie die Existenzanalyse, bei der Analyse der Existentialien einsetzen. Ausgangspunkt einer theologischen Anthropologie, sofern sie sich biblisch begründet sieht, ist die Frage nach dem Verhältnis der Existenz zu ihrem Grund, zu Gott. Diese Frage hat gegenüber allen anderen anthropologischen Fragen Priorität. Weder das Alte noch das Neue Testament haben eine explizite Anthropologie entwickelt. Der Grund dafür liegt sicher nicht primär in der Tatsache, daß beide Testamente ihre Vorstellungen zu verschiedenen Zeiten — das gilt insbesondere für das Alte[1] — und in verschiedenen Kulturkreisen — das gilt insbesondere für das Neue Testament — formulierten. Und wenn G. von Rad im Blick auf das Alte Testament sagt, „ein Bedürfnis, diese anthropologische Vorstellungswelt zu vereinheitlichen oder zu normieren, lag Israel noch ferner als bei seinen theologischen Überlieferungen"[2], so gilt dieses Urteil grundsätzlich auch für das Neue.

Die anthropologischen Begriffe „Leib", „Seele", „Geist" sind nicht nur nicht zu einem anthropologischen System formiert worden, sie lassen sich auch inhaltlich nicht auf eine Formel bringen, sind z. T. austauschbar, zeigen in verschiedenen Schriften oder sogar in einer einzelnen Schrift verschiedene Bedeutungsgehalte. „Leib", „Seele", „Geist" beschreiben jeweils Aspekte des menschlichen Wesens, sind Aussagematerial für die Beschreibung des Menschseins, nicht aber die Basis, von der her sich eine explizite Anthropologie entwickeln ließe. Deshalb ist auch der Jahrhunderte alte Streit, ob das biblische Menschenbild dicho- oder trichotomisch konzipiert sei — beide Vorstellungen sind belegbar[3] — ein an die biblischen Schriften von außen herangetragenes Problem. Sie sind eben nicht interessiert an der Frage nach der

---

[1] Vgl. v. Rad: Theologie des Alten Testaments. Bd. I. München 1958². S. 156.

[2] Ebd. S. 157.

[3] Vgl. z. B. 1. Thess. 5,25 und Ps. 73,26.

Anzahl der Seinsbereiche, deren spezifischem Verhältnis zueinander und daran, welcher Seinsbereich die Einheit der verschiedenen Bereiche konstituiere[4]. Sie sehen den ganzen Menschen und ihn in seiner Relation zum Grund seiner selbst, zu Gott. Das ist das vorrangig verhandelte Thema der biblischen Autoren.

Daß die Relation zwischen der Existenz und ihrem Grund nach biblischem Menschenverständnis die conditio sine qua non für die Beschreibung seines Wesens ist, bedeutet: Kein Wirklichkeitsbereich des Menschen ist verstehbar außerhalb dieser Relation; der Geist des Menschen, seine Freiheit, seine Verantwortlichkeit — alle anthropologischen Prämissen erhalten von dieser Relation her ihre Signatur.

Ist diese Beziehung gleichsam das theologische Vorzeichen vor der anthropologischen Klammer, dann hängt die „Qualität" dessen, was Geist, Freiheit, Verantwortlichkeit, Gewissen sind, von der „Qualität" dieser Beziehung ab.

## II. Die drei biblischen Grundaussagen über den Menschen

### 1. *Der Mensch als „Gottes Ebenbild"*

Sowohl der jahwistische[1] als auch der priesterschriftliche Schöpfungsbericht[2] sehen die Beziehung Mensch-Gott frei von jeder Störung; der Mensch „ist ganz unmittelbar zu Gott, ja in ihm allein hat die Welt ... ihre reinste Unmittelbarkeit zu Gott"[3], der Mensch ist sogar sein „Ebenbild"[4]: Gott nimmt sein Modell für die Schaffung des Menschen „aus der oberen himmlischen Welt"[5]. Worin aber die Gottesebenbildlichkeit im einzelnen besteht, darüber erhält der Leser nur wenige Auskünfte, wohl aber darüber, wozu sie ihm gegeben ist: „Gott hat" den Menschen, sagt G. von Rad, „als sein eigenes Hoheitszeichen in die Welt gestellt, um seinen Herrschaftsanspruch zu wahren und durchzu-

[4] Vgl. Frankl: Wille zum Sinn. S. 115.

[1] Gen. 2,4 b—3,24.

[2] Gen. 1,1—2,4 a.

[3] v. Rad: Theologie des AT. Bd. I. S. 148.

[4] Vgl. Gen. 1,27.

[5] v. Rad: Theologie des AT. Bd. I. S. 148.

setzen"[6]. Das heißt: Der Mensch hat verantwortlich die Schöpfung zu verwalten[7], er selbst aber hat sich als einziges Geschöpf unter allen Kreaturen vor Gott zu verantworten. Diese Stellung des Menschen zu ihm, seine Verantwortlichkeit ihm gegenüber als ein Verantwortlichsein seiner Schöpfung gegenüber kennzeichnet seine Gottesebenbildlichkeit, und diese Stellung macht seine Exklusivität gegenüber aller anderen Kreatur aus. Deshalb ist die Frage nach dem Wie der menschlichen Natur für die biblischen Autoren nur von geringem Interesse: „Die Eigenart des Menschen", formuliert H. W. Wolff, „soll aus seinem besonderen Verhältnis zu Gott begriffen werden"[8].

### 2. *Die „Gebrochenheit" dieser Beziehung*

Diese unmittelbare Beziehung Gott-Mensch wird vom Menschen selbst zerstört, indem er seine Freiheit selbstmächtig fehlgeleitet hat[9], und so ist er „aus der Einfalt des Gehorsams Gott gegenüber herausgetreten, indem er sein Wesen nach Gott hin auszuweiten, indem er eine göttliche Lebenssteigerung jenseits seiner geschöpflichen Grenzen gesucht hat, d. h. indem er werden wollte wie Gott"[10]. Ebensowenig nun, wie die urgeschichtlichen Berichte wenig Interesse zeigen an der Frage nach dem Wie des Menschseins in seiner Gottesunmittelbarkeit und -ebenbildlichkeit, so ist auch jetzt nicht, nach dem „Fall" des Menschen, ihr Problem, was ihm von seiner Ebenbildlichkeit verblieben sei und was nicht.

Statt dessen konzentriert sich der Jahwist auf seine „große Hamartologie"[11], die gekennzeichnet ist, wie von Rad schreibt, „durch ein lawinenartiges Anwachsen der Sünde"[12]. Der Mensch scheitert zunehmend an seiner Freiheit und Verantwortlichkeit, nun aber nicht mehr allein gegenüber der nicht-menschlichen Kreatur, sondern auch gegenüber seinen Mitmenschen[13]. Er wird zum Rebell gegen Gott: „Mit dem Heraustreten

---

[6] v. Rad: Theologie des AT. Bd. I. S. 151.
[7] Vgl. H. W. Wolff: Anthropologie des Alten Testaments. München 1973. S. 235.
[8] Wolff: Anthropologie des AT. S. 233.
[9] Vgl. Gen. 3,1 ff.
[10] v. Rad: Theologie des AT. Bd. I. S. 159.
[11] Ebd. S. 158.
[12] Ebd. S. 127.
[13] Gen. 4,1 f.

aus der Einfalt des Gehorsams ... setzt eine Bewegung ein, in der sich der Mensch immer gewaltiger, immer titanischer darstellt"[14]. Das wiederum hat zur Folge „eine immer tiefere Entfremdung des Menschen von Gott, die zu einer Katastrophe führen muß"[15]. Diese Geschichte des scheiternden Rebells führt nur deshalb letztlich nicht ins Chaos, weil Gott es abwendet und sich dazu entschließt, die „Wende der Welt"[16] herbeizuführen durch Christus.

### 3. *Der „neue" Mensch*

„Jesus Christus Wende der Welt", das ist das zentrale Thema des Neuen Testaments mit dem Inhalt: Die Wende der negativen Beziehung Gott-Mensch führt nicht der Mensch, sondern Gott herbei[17]. Deshalb hat der Mensch auch keinen Anlaß, nach möglicherweise ihm verbliebenen Resten seiner Gottesebenbildlichkeit zu fahnden, von denen er seinen Beitrag zur Heraufführung dieser Wende leisten könnte. Auf etwas anderes kommt es an: auf den Glauben an Christus als den, der durch Kreuz und Auferstehung die Wende der Welt verbürgt[18].

Dieser Glaube, der eine Gabe Gottes an den Menschen ist[19], vermittelt „die herrliche Freiheit der Kinder Gottes"[20], die für deren Leben in der Welt eine doppelte Konsequenz hat: sie befreit einmal zur unverfälschten Erkenntnis der tatsächlichen Situation der eigenen Existenz und des Menschen überhaupt, sie befreit zum anderen zu neuer Verantwortlichkeit, zur Nachfolge dessen, der die Wende herbeiführte: Christus.

#### *a) Die wahre Situation des Menschen*

Erkenntnis der durch die negative Beziehung Gott-Mensch charakterisierten menschlichen Existenz ist für Paulus nicht gleichbedeutend mit Einsicht in die „Schlechtigkeit der Welt", sondern meint das Verstehen des Grundes menschlichen Scheiterns.

---

[14] v. Rad: Theologie des AT. Bd. I. S. 164.
[15] Ebd.
[16] Vgl. F. Gogarten: Jesus Christus Wende der Welt. Tübingen 1967². S. 43 f.
[17] Vgl. 2. Kor. 5,18.
[18] Vgl. Röm. 1,16.
[19] Vgl. Gal. 3,23.
[20] Röm. 8,21.

Dieser Grund liegt im „Sich-rühmen“ (kauchasthai)[21] des Menschen und seiner Möglichkeiten, liegt darin, daß er „sein will wie Gott“, daß er meint, sich aus sich selbst verstehen, sich aus sich selbst verwirklichen, sein Scheitern aus sich selbst überwinden zu können kraft eigener Potentiale[22]. Dieses „Sich-rühmen“ nennt Paulus „Sünde“ (hamartia)[23], und Sünde ist „Feindschaft gegen Gott“[24], aus ihr resultieren alle Formen menschlichen Scheiterns: „Das ist die Herrschaft der Sünde“ sagt R. Bultmann, „daß alles Tun des Menschen gegen seine eigene Intention gerichtet ist“[25]. Der Mensch erfährt die Sünde als eine „transsubjektive Macht“[26], als ein Verhängnis, dem er ebensowenig entrinnen kann wie dem Tod[27].

Diese Erfahrung aber verleitet ihn immer wieder dazu, sich seiner Verantwortung zu entziehen[28], und doch muß er immer wieder erkennen, daß die ihn bedrängende Macht kein Fatum ist, an dem er scheitert, keine wertneutrale natürliche Triebhaftigkeit, sondern personhafter Wille: „Ich muß auch zu dem in mir, was Gott nicht will und worin ich ihm entzogen bin, ‚ich‘ sagen“[29]. Und das bedeutet: Der Mensch ist radikal verantwortlich für das, was er tut. Da kein Partialbereich in ihm jenseits seiner Personhaftigkeit, das Existentielle also nicht von einem Nicht-Existentiellen in ihm unterschieden ist, kann er sich in keiner Weise exkulpieren. Was er als Schicksal beklagen möchte, müßte er als Schuld beweinen. Das Sich-Rühmen, die Sünde meint jeden Versuch des Menschen, den grob-sinnlichen[30] ebenso wie den sublim geistigen[31], sich aus der Gott-Mensch-Relation lösen zu wollen.

---

21 Röm. 2,17. 23; vgl. Kor. 1,19—31.

22 Vgl. Röm. 3,23.

23 Röm. 2,23.

24 Röm. 8,7.

25 R. Bultmann: Theologie des Neuen Testaments. Tübingen 1961[4]. S. 246.

26 H. Conzelmann: Grundriß der Theologie des Neuen Testaments. München 1967. S. 217.

27 Vgl. ebd.

28 Vgl. Röm. 2,1 a.

29 H. Thielicke: Gotteslehre und Christologie. Grundzüge der Dogmatik. Bd. II. Tübingen 1973. S. 108.

30 Vgl. Röm. 1,29 ff.

31 Vgl. 1. Kor. 1,19 f.

Was Sünde konkret bedeutet, bringt Paulus zum Ausdruck durch die Beschreibung des Widerspruchs zwischen „Geist" (pneuma)[32] und „Fleisch" (sarx)[33]. Paulus gebraucht ihn einerseits wertneutral, dann nämlich, wenn er den Daseins r a u m des Menschen beschreibt, andererseits qualifiziert er Fleisch als den defizienten Daseins m o d u s, der die Gott-Mensch-Relation negiert und dem Geist wider-streitet.

Geist meint in diesem Zusammenhang das „lebendige Ich"[34], den „geistlichen", auf Gott ausgerichteten Menschen. Geist im paulinischen Sinne ist n i c h t identisch mit einem „metaphysischen Prinzip im Menschen"[35], mit dem „subjektiven Logos", der das „spezifisch Humane" der Existenz im Gegensatz zum nicht-existentiellen Bereich des Menschen charakterisiert. Der geistliche Mensch ist nicht qualifiziert durch sich selbst qua Humanum, sondern durch seine Beziehung zu Gott. Gott ist hier ein Relationsbegriff. Der Widerspruch zwischen dem geistlich und dem fleischlich bestimmten Menschen besagt also: Weil der Mensch eine leiblich-seelisch-geistige Einheit und Ganzheit ist, ist auch der „ganze" Mensch e n t w e d e r sarkisch, d. h. ein Rebell gegen Gott, ein sich s e l b s t rechtfertigender, o d e r pneumatisch bestimmt, d. h. ein von G o t t gerechtfertigter.

Diese Alternative hat eine doppelte Konsequenz: Der sarkische Mensch, der Rebell gegen Gott, weiß zwar, was e r will, nämlich „sein wie Gott", aber er weiß nicht, was G o t t von ihm will. Er weiß zwar, was „Sünden" sind, er weiß aber nicht, was „Sünde" ist, das bedeutet: er verkennt seine wahre Situation, weil er den Grund seiner Existenz verkennt. Pointiert formuliert: Weil er keine Beziehung zu Gott hat, hat er auch keine Beziehung zur Wahrheit. Zum anderen: Ist der Mensch entweder sarkisch oder pneumatisch bestimmt, so gibt es — anthropologisch gesehen — keinen „Übergang" von der einen zur anderen Existenz. Das schließt zwar nicht aus, daß auch der Glaubende immer wieder scheitert. Verhält er sich jedoch sarkisch, so ist er sich seines „Rühmens" und seiner Rebellion bewußt und kann Gott um die Aktualisierung der „Wende der Welt" auch in seinem Leben bitten. Der Sarkiker dagegen kann nicht — von sich aus — zur Erkenntnis des Pneumatikers kommen

---

32 Vgl. Gal. 5,22.

33 Vgl. Gal. 5,19 ff.

34 Conzelmann: Grundriß der Theologie des NT. S. 202.

35 Ebd.

—, es sei denn auf dem Wege „über“ Gott. Umgreift aber die hamartia den „ganzen“ Menschen, so folgt daraus, daß das Scheitern „im Grunde“ nicht durch das Bewußtmachen von Fehlerquellen überwindbar ist, sofern dieses Bewußtmachen nicht Einsicht ist in die eine „Fehlerquelle“: die des kauchasthai.

Was die beiden Daseinsmodi trennt, ist nicht eine quantitative ethische Differenz, sondern eine grundsätzlich entgegengesetzte personale Ausrichtung: der eine rühmt Gott, der andere sich selbst. Das Rühmen Gottes aber ist wiederum das des „ganzen“ Menschen: „Immer steht der Mensch unter dem Anruf (Gottes), auf den er denkend, redend, handelnd, leidend zu antworten hat“[36].

### *b) Die neue Verantwortlichkeit*

Glaube macht verantwortlich, und in seiner Verantwortlichkeit kann sich der Glaubende von niemandem vertreten lassen: er ist ein „unvertretbarer“ Platzhalter seines Herrn[37], der seine „spezifischen Fähigkeiten“[38] (Unterstreichungen v. Verf.) zu verwirklichen hat „zur Ehre Gottes und zum Nutzen des Nächsten“[39].

Was er jedoch in Verantwortlichkeit tut, ist nicht reglementierbar durch „Leitbilder und Programme einer Systematik oder durch Kasuistik“[40], sondern hat sein Maß in der Liebe und nicht im Gesetz, das der sarkische Mensch dazu mißbraucht, sich Gott zu entziehen. Indem er einzelne Gesetze erfüllt, meint er, seinem Menschsein Genüge getan und hinreichend geleistet zu haben, doch er verschenkt nicht sein „ganzes“ Herz, und das heißt: er liebt nicht. Liebe ist Hingabe an den anderen Menschen und damit unter Umständen Verzicht auf die Verwirklichung eigener Möglichkeiten, sie schließt sogar die Hingabe des Lebens nicht aus — Liebe ist damit „das Ende des Gesetzes“[41]. Der geistliche Mensch aber folgt nicht dem Gesetz, sondern Christus nach, und ihm nachfolgen heißt lieben.

---

[36] E. Käsemann: Paulinische Perspektiven. Tübingen 1972². S. 14.
[37] Ebd. S. 11.
[38] Ebd. S. 14.
[39] Ebd. S. 13.
[40] Ebd.
[41] Vgl. Röm. 10,4 und Gal. 5,14.

Die Fähigkeit zu lieben und also Christus nachzufolgen, liegt nicht im Menschen selbst begründet, wie auch das Menschsein seinen Grund nicht in sich selbst hat. „Als das reine Sein für den Anderen, ist die Liebe nur dem möglich, der frei von sich selbst ist, d. h. der mit Christus gestorben ist, um ‚nicht mehr sich selbst zu leben, sondern dem, der für ihn gestorben und auferstanden ist' (2. Kor. 5,15)"[42], so Bultmann. Nur wer „in Christus"[43] ist, ist eine „neue Kreatur"[44]. „In Christus" ist der „Raum", in dem Gott dem Menschen begegnet und in dem der Mensch des neuen Geistes, des Geistes Gottes teilhaftig wird, der in ihm und durch ihn hindurch die neue Existenz schafft; „in Christus" ist auch der „Raum", in dem der Mensch rühmen und sich von seinem Selbst-Rühmen befreien kann, so daß er frei ist zur Verantwortlichkeit in Liebe. Der dem Glaubenden vermittelte Geist aber bleibt Gabe Gottes[45], ist nicht von seinem Geber ablösbar und kann deswegen nicht zum Habitus der menschlichen Existenz werden, er bleibt unverfügbar wie die Freiheit, die Verantwortlichkeit und die Liebe.

Die neue Existenz ist zwar grundsätzlich „in Christus" eine erlöste, und doch lebt sie noch im Schatten der Zeit, in der Spannung zwischen dem „Schon jetzt" und dem „Noch nicht"[46]. Sie ist im Glauben schon auf der Seite Gottes, aber in ihrem faktischen Menschsein noch nicht bei ihm: der Glaubende ist der homo viator, der als Adam seinen Weg geht zu Christus, dessen Geist ihn auf diesem Weg begleitet. Er ist eine eschatologische Existenz.

## III. Die systematisch-theologischen Aspekte

Auf Grund der aus den „Urgeschichten" und den paulinischen Schriften gewonnenen anthropologischen Befunde ergibt sich unter systematischem Aspekt folgendes Bild vom Menschen:

1. Die biblischen Aussagen sind keine empirische Analyse des menschlichen Wesens. Sie beschreiben nicht den Menschen „an sich", sondern ihn in seiner Relation zu Gott. Da aber diese Relation nicht im

---

[42] Bultmann: Theologie des NT. S. 345.

[43] 2. Kor. 5,17.

[44] Ebd.

[45] Vgl. Gal. 2,20.

[46] Vgl. Phil. 3,12.

Menschen, sondern in Gott ihren Grund hat, ist das Wesen des Menschen mit immanenten Kategorien ebensowenig aussagbar wie das Gottes, wenn auch die empirischen Auswirkungen sowohl des Glaubens als auch seines Widerparts, der Sünde, z. B. durch eine phänomenologische Analyse aufweisbar sind.

Da für die Wesensbeschreibung des Menschen in theologischer Sicht allein konstitutiv ist seine Relation zu Gott, können die Existentialien nicht unabhängig von dieser Relation thematisiert werden, denn alle „spezifisch humanen Phänomene“ haben durch sie ihre Signatur: Geist, Freiheit, Verantwortlichkeit, Gewissen, Glaube, Liebe, Hoffnung sind deshalb entweder pneumatisch, das heißt: vom Pneuma Gottes bestimmt und auf ihn ausgerichtet — oder sarkisch bestimmt, und das heißt: durch das eigene kauchasthai und gegen ihn gerichtet.

Verkennt man „diese entscheidende Perspektive aller anthropologischen Erkenntnis, so wird man stets dem irrigen Versuch verfallen, gleichsam unterhalb von Natur und Gnade, von natürlicher und geistlicher Existenz, eine neutrale Basis sichtbar zu machen, auf der jener Szenenwechsel stattfindet“. Das hat zur Folge, daß man z. B. „einen Person-, einen Verantwortungs- oder einen Gewissensbegriff konstruiert, der in beiden Dimensionen derselbe bleibt und also eine gewisse kontinuierliche Form darstellt, die jeweils anders gefüllt oder in andere Bezüge gestellt wird“[1].

2. Das die menschliche Existenz Konstituierende und seine leiblich-seelisch-geistige Einheit und Ganzheit Stiftende ist der Geist Gottes, den der Mensch empfängt[2]. Und es ist der Geist Gottes, der die Einzigartigkeit und Unbedingtheit der Person verbürgt. Der Mensch hat nichts durch sich selbst. Daraus folgt:

a) Sieht er sich selbst als creator seines Personseins, versteht er sich aus sich selbst, verfügt er über sich selbst, dann entfremdet er sich von sich selbst.

b) Sieht er sich dagegen als Produkt von Erbe und Umwelt und entsprechend seinen Geist als deren Funktion, anders: sieht er seine Freiheit praeformiert, ja determiniert durch Nicht-Existentielles, Nicht-Personhaftes in ihm und entzieht er sich darum seiner Verantwortlichkeit, dann entzieht er sich, dann entfremdet er sich nicht weniger sich selbst.

---

[1] H. Thielicke: Theologische Ethik. Bd. I. Tübingen 1958[2]. S. 145 f.

[2] Vgl. 1. Kor. 6,11.

c) Versteht er sich zwar weder von Erbe und Umwelt noch aus sich selbst, sondern von Gott her, sieht er aber seine Gottbezogenheit nicht in ihrem wesentlichen personalen Charakter, sondern als eine ontologische Gegebenheit, als einen unverlierbaren habitus, dann verkennt er die Exklusivität der personalen Beziehung Gott-Mensch.

3. Konkret wird die Einzigartigkeit, Unverwechselbarkeit und Unbedingtheit des Menschen in seiner Verantwortlichkeit. Entzieht er sich ihr nicht, dann erfährt er die „herrliche Freiheit der Kinder Gottes", und zwar in einer doppelten Weise:

a) Der Glaubende realisiert seine Verantwortlichkeit als Liebender, d. h. er weiß sich nicht kasuistisch gegängelt, sondern durch Liebe geführt: als ein Christus Nachfolgender verwirklicht er das Wofür der Verantwortlichkeit.

b) Scheitert er aber und entzieht er sich dennoch nicht der Verantwortlichkeit, ent-schuldigt er sich nicht selbst, dann ent-schuldigt ihn Gott. Das ist ein Paradoxon, das nur dem einsichtig wird, der innerhalb der Gott-Mensch-Relation existiert: Gerade der Mensch, der sich seiner Verantwortlichkeit nicht entzieht durch den Verweis auf Erbe, Umwelt oder den anderen, ist dann, wenn er scheitert, zu ihrer Verwirklichung wieder befreit, denn:

c) Freiheit meint immer ein doppeltes:

aa) Befreitsein von den die Einheit, Unverwechselbarkeit und Verantwortlichkeit begrenzenden Mächten Sünde, Gesetz und Tod und deshalb

bb) ein Freiwerden zum denkenden, redenden, handelnden, leidenden Antworten auf den „Anruf" Gottes zu seiner „Ehre und zum Nutzen des Nächsten".

Frei ist der Glaubende von der „Sorge"[3] um die eigene Existenz, um die Selbst-Behauptung, Selbst-Werdung, Selbst-Verwirklichung, Selbst-Vervollkommnung, frei ist er also von der Sorge um den Selbst-Ruhm. Deshalb ist er auch frei für den anderen und die Welt, in der er lebt. Zugleich aber ist er frei zum Erkennen dessen, was „Letztes" und was „Vorletztes" ist und darum frei zum Unterscheiden zwischen „letzten" und „vorletzten" Werten. Als homo viator weiß er, daß er noch nicht am Ziel ist, wohl aber weiß er, daß Gott das Ziel für ihn kennt.

---

[3] Vgl. Phil. 4,6.

Beschreibt man das Wesen des Menschen unter dem Aspekt der personalen Beziehung Gott-Mensch, wird sein Personsein coram Deo und nicht coram se ipso „definiert", dann zeigt sich dieses von uns soeben skizzierte Menschenbild — und die von uns beschworene „Bundesgenossenschaft" von Existenzanalyse und Theologie scheint, ehe sie konkrete Gestalt annehmen konnte, entlarvt werden zu müssen als eine Projektion eigener Wünsche. Zwar zeigten die von beiden Seiten herausgearbeiteten Charakteristika der Person — auf den ersten Blick — ein gleiches Erscheinungsbild: Beide sehen in der Liebe die personale Seinsweise des Menschen; beide sehen den Doppelaspekt der Freiheit, und für beide verwirklicht sich Freiheit erst in der Verantwortlichkeit. Vergegenwärtigt man sich jedoch die verschiedenen anthropologischen Ansätze und die daraus resultierenden Konsequenzen, dann öffnet sich vor uns eine Kluft, die unüberbrückbar scheint — allerdings auch nur auf den ersten Blick.

# D. DIE GESPRÄCHSBASIS VON EXISTENZ-ANALYTISCHER LOGOTHERAPIE UND THEOLOGIE

## I. Die verschiedenen Ansätze

Das von uns skizzierte theologische Menschenbild ist personalistisch bestimmt, und das bedeutet nach einer Definition H. Thielickes: „... alle Realitäten des menschlichen Lebens ausschließlich von dem personalen Bezug zwischen Gott und Mensch, genauer gesagt: von der in Christus gegebenen Gemeinschaft her zu sehen. Da diese Gemeinschaft nur im Glauben gegeben ist, bedeutet also personalistisches Denken zugleich: alle Realitäten ausschließlich unter dem Gesichtspunkt des Glaubens und folglich unter der Herrschaft der Alternative zu sehen: daß sie entweder durch die Existenz des Glaubens charakterisiert und also ‚gerechtfertigt' sind, oder aber daß sie durch den Unglauben charakterisiert und also ‚Sünde' sind (Röm. 14,23)"[1].

Beschreibt die personalistisch orientierte theologische Anthropologie den Menschen „von oben", so setzt die existenzanalytische ontologisch, „von unten", von einer „neutralen Ich-Basis"[2] her an. Ist für das theologisch-personalistische Denken der „hiesige, konkrete Mensch ... nur insofern von Belang, als Gott an ihm als seinem Gegenstand, auf das eschatologische Ziel hin, handelt (Hervorhebung v. Verf.)"[3], so konzentriert sich die Existenzanalyse auf den gegenwärtigen Menschen in seiner unverlierbaren, grundsätzlich immer vorhandenen Möglichkeit zur Selbst-Transzendenz, Selbst-Distanzierung und Sinn-Findung.

Ist die Kluft zwischen diesen divergierenden anthropologischen Ansätzen überbrückbar? Dann sicher nicht, wenn wir die Interdisziplinarität unseres Dialogs außer acht ließen, wenn wir beispielsweise, ausgehend von einer bestimmten Frankl-Interpretation, das interdisziplinäre Gespräch als ein kontroverstheologisches mißdeuteten. Wir spielen diese negative Möglichkeit einmal durch, um an ihr modellhaft die Konsequen-

---

[1] Thielicke: Ethik Bd. I. S. 326 f.

[2] Ebd. S. 327.

[3] G. Gloege: Der theologische Personalismus als dogmatisches Problem. In: Kerygma und Dogma 1 (1955). S. 26.

zen zu zeigen, die sich ergäben, wenn wir mit einseitig „theologischem" Maß die existenzanalytischen Befunde beurteilten.

Wenn wir z. B., wie D. Wyss u. a.[4], den existenzanalytischen Personbegriff dem katholisch-theologischen, d. h. ontologisch orientierten Menschenbild zuordneten und uns auf Grund dieser Deutung dazu verleiten ließen, die Antwort auf die Frage nach der gemeinsamen Gesprächsbasis auf kontroverstheologischem Wege finden zu wollen, gerieten wir in die klassische Kontroverse[5] über Recht und Grenze des personalistischen bzw. ontologischen Menschenbildes. Dann würden wir einen Turm von Problemen aufbauen — und könnten ihn sicher nicht besteigen. Gingen wir diesen methodischen Weg, dann sähe unser theologisches Urteil über das existenzanalytische Menschenbild und das hieraus abgeleitete Sinnverständnis hypothetisch so aus: Weil die Existenzanalyse die „spezifisch humanen Phänomene" nicht coram Deo, sondern coram se ipso, von einer „neutralen Ich-Basis" aus beschreibt, gibt sie zu erkennen, daß sie die Tiefe des „,Falls' in die Faktizität", d. h. die Tiefe der menschlichen Entfremdung von Gott und damit zugleich die „Gebrochenheit" der menschlichen Existenz verkennt. Deshalb aber verkennt sie auch die Möglichkeiten des Geistes, der Freiheit und Verantwortlichkeit. Da aber der Geist Voraussetzung von Sinndeutung und Freiheit und Verantwortlichkeit Voraussetzung von Sinnerfüllung sind, verkennt die Existenzanalyse zugleich die Möglichkeiten der Sinnfindung — und also ist die faszinierende Theorie der jedem Menschen eigenen Möglichkeit zur Sinnfindung „nichts als"(!) eine Illusion.

Wie gesagt, so sähe das theologische Urteil über das existenzanalytische Menschen- und Sinnverhältnis aus, wenn wir es mit fragwürdigeinseitigen „theologischen" Kriterien beurteilten und uns damit dem interdisziplinären Dialog entzögen. Dann allerdings hätten wir Frankl auch vorzuwerfen, was er seinerseits den Psychologisten vorwirft: Er übertrüge auf seine Patienten ein Menschenbild, das der Wirklichkeit des menschlichen Seins nicht entspräche: zwar kein psychologistisches, aber eben ein noologistisches, und damit hätten wir unsere Kritik an den Kritikern der Existenzanalyse zurückgenommen.

Nur: diesen Problemturm brauchen wir nicht zu besteigen. Wir brauchen die personalistisch-ontologische Kontroverse schon allein des-

---

[4] Vgl. Wyss: Die tiefenpsychologischen Schulen. S. 276.
[5] Vgl. Thielicke: Bd. I. S. 323 ff.

halb nicht auszutragen, weil Frankls Personverständnis, wie wir es sehen, eine solche Alternative gar nicht zuläßt. Seine Dimensionalontologie mit ihrem dynamischen Geistverständnis verbietet eine simple Gleichsetzung von existenzanalytischem und katholisch-ontologischem Personverständnis; erst recht kann von einer ontisch-statischen Substanzialisierung des Menschen bei Frankl nicht die Rede sein[6]. Sein anthropologisches Konzept vereinigt in sich ontologische und personalistische Elemente. Vor allem aber: Selbst wenn sein Konzept sich mühelos dem katholischen zuordnen ließe — wir könnten nicht und brauchten diese Kontroverse nicht zu führen, weil die existenzanalytische Anthropologie sich als eine philosophische versteht, und das bedeutet, daß wir ihre Voraussetzungen zu respektieren haben.

Existenzanalyse und Theologie, zwei verschiedene Wissenschaften, verhandeln zwar, wie wir schon in unseren grundsätzlichen Überlegungen zur Frage nach einer produktiven Begegnung der beiden Disziplinen sagten, die gleichen Phänomene, diese aber von verschiedenen Voraussetzungen her. Deshalb kommt keine Lösung in Frage, nach der die aus den verschiedenen anthropologischen Ansätzen resultierenden Aspekte einander gegenübergestellt und die existenzanalytischen Befunde einfach mit theologischen Kriterien beurteilt würden. Wir hatten vielmehr als Leitlinie für dieses Gespräch die gegenseitige Offenheit im gemeinsamen Verstehenshorizont formuliert. Wie kann das festgehalten werden?

## II. Die gemeinsame Basis für den Dialog

Die Existenzanalyse beansprucht nicht nur nicht, theologische Aussagen über den Menschen machen zu wollen, sie kann sie auch gar nicht machen: Nach ihrem wissenschaftstheoretischen Selbstverständnis kann und darf sie nicht reden über die Geschichte Gottes mit den Menschen, über die Geschichte der Krisen, deren Ursache und Wirkung:

Sie kann und muß zwar Aussagen machen über die ontologischen Bedingungen des menschlichen Schuldigwerdens, über Freiheit und Verantwortlichkeit, nicht aber über die Ursache der Schuld und die Möglichkeit ihrer Überwindung. Sie kann und muß die „Gebrochenheit“ der Existenz thematisieren, nicht aber den „Bruch“

---

[6] Vgl. Frankl: Grundriß der Existenzanalyse. S. 677.

zwischen Gott und Mensch selbst, nicht den „,Fall' in die Faktizität". Sie kann und muß beschreiben, was den Menschen zum Menschen macht, wie er zu sich selbst kommen kann, nicht aber, warum er sich von sich selbst entfremdet hat. Die Gott-Mensch-Beziehung als das gleichsam theologische Vorzeichen vor der anthropologischen Klammer ist nicht ihr Thema.

Weil nun die Existenzanalyse ihr Menschenbild nicht von der Gott-Mensch-Beziehung her entwickeln, weil sie nicht das menschliche Sein unter dem Gesichtspunkt des Glaubens betrachten kann und muß, sind ihre anthropologischen Konsequenzen auch andere als jene, die sich aus dem theologisch-personalistischen Ansatz ergeben: daß der Mensch entweder eine „sarkische" oder eine „pneumatische" Existenz sei, ein Glaubender oder ein Nicht-Glaubender. Und deshalb kann auch der Logos des Evangeliums[7], der nach theologischem Verständnis die „neue" Existenz und das neue Gott-Mensch-Verhältnis begründet, nicht Ausgangspunkt der theologischen Kritik am existenzanalytischen Logos-Verständnis sein.

Das bedeutet: Im Sinne theologischer Rede müssen die existenzanalytischen Befunde zwingend und sinnvoll un-eindeutig bleiben, denn sie sind bloßer Verweis. Machte die Existenzanalyse theologische Aussagen über die Gott-Mensch-Beziehung, so überschritte sie ihre methodischen Grenzen. Innerhalb der Methode aber erhält sie diese Verweisung in Kraft und Geltung.

Die Ursache der Schuld und ihre Überwindung ist also kein Thema der Existenzanalyse. Ihr Thema ist vielmehr die Frage nach den Bedingungen der Möglichkeit der die menschliche Existenz auszeichnenden Selbst-Transzendenz. Wie die Theologie, so sieht auch die Existenzanalyse den Menschen erst dann zur „Existenz" gelangt, wenn er frei ist zur Verantwortlichkeit, frei zur Hingabe an einen Menschen oder an eine Aufgabe, frei zur Liebe, die u. U. auch auf die Verwirklichung eigener Möglichkeiten verzichtet, d. h. wenn der Mensch sich selbst transzendiert. Anders als die Theologie sieht sie ihre Aufgabe bereits dann erfüllt, wenn sie dem Menschen „die Augen geöffnet" hat, so daß er (wieder) „sehen" und über sich selbst hinaus sein kann. Woraufhin er sich transzendiert — das zu bestimmen ist nicht existenzanalytische oder logotherapeutische Aufgabe; wohin er dann „sieht" —

[7] Joh. 1,1 ff.

das zu entscheiden ist ihm selbst vorbehalten. In dem schon beschriebenen Bilde Frankls: Die existenzanalytische Logotherapie bringt den Menschen bis zum Fuße des Berges, doch er selbst hat zu entscheiden, ob er ihn ersteigen will oder nicht. Sie macht die Wege bis zum Fuße des Berges frei von Geröll, Schutt und Verschüttung, doch ob und wieweit der Mensch seinen Weg zum Gipfel fortsetzt, bleibt ihm überlassen. Mehr kann sie für den, der geistig Not leidet, nicht tun, und weniger darf sie — nach ihrem eigenen Selbstverständnis — für ihn nicht tun.

Können wir dem zustimmen? Wir antworten darauf, indem wir nun innerhalb des von uns markierten Horizontes nach der möglichen Differenz zwischen Existenzanalyse und Theologie fragen.

## III. Die theologische Rückfrage an die gemeinsame Gesprächsbasis

Frankls anthropologischer Indikativ, der dem ethischen Imperativ vorausgeht, lautet: Du bist ein Mensch und deshalb grundsätzlich frei zur Verantwortlichkeit und fähig zur Liebe. Der theologische Indikativ, der dem Imperativ vorausgeht, heißt dagegen: Weil Gott dich — „in Christus“[8] — liebt, bist du als ein an ihn Glaubender grundsätzlich befreit zur Liebe und Verantwortlichkeit. Ist für die Existenzanalyse Verantwortlichkeit die ständige Möglichkeit eines jeden Menschen, so erschließt sich nach theologischem Verständnis diese Möglichkeit erst dem, dem Gott sie erschließt.

Müssen wir nicht deshalb doch — trotz unserer Einsicht, daß die verschiedenen anthropologischen Voraussetzungen auch zu einer verschiedenen Beschreibung der menschlichen Phänomene führen — das logotherapeutische Ziel, das Bewußtmachen von Verantwortlichkeit, als zum Scheitern verurteilt betrachten? Haben wir nicht also doch — entgegen unserer Absicht — unsere Konzentration auf eine Abgrenzung zwischen existenzanalytischer und theologischer Anthropologie zu richten? Es scheint, als haben wir die gemeinsame Gesprächsbasis voreilig formuliert.

Indessen — daß der Mensch grundsätzlich verantwortlich sei, heißt für Frankl nicht, daß die Logotherapie in jedem Falle den Verschluß der Immanenz aufbrechen und zur Übernahme von Verantwortlichkeit instand setzen könne[9]. Wie der Mensch sich gegen Gott entscheiden kann,

---

[8] Vgl. 2. Kor. 5,19.

[9] Vgl. Frankl: Ärztliche Seelsorge. S. 1.

so kann er sich — bewußt oder unbewußt — seiner Verantwortlichkeit entziehen, denn sie ist, wie die Freiheit, „kein Faktum, vielmehr ein bloßes Fakultativum“[10]. Die Frage jedoch, warum er seine Freiheit zur Verantwortlichkeit verweigern kann, darüber nachzudenken bleibt im Sinne der Existenzanalyse Sache der Theologen[11]. Die Logotherapie kennt ihre Grenzen.

Daraus ziehen wir einen wesentlichen Schluß und meinen, daß wir Frankl nicht mißverstehen:

Erstens: Die logotherapeutische Zielsetzung schließt keinesfalls aus, daß das Bewußtwerden von Verantwortung ein Akt Gottes sei[12]. Wer sich die Krisensituationen therapeutischer Arbeit vergegenwärtigt, in denen eine „existentielle Umstellung“ sich anbahnt und vollzieht, nimmt wahr, daß das Bewußtwerden von Verantwortung und das Erkennen dessen, was als Sinn aufscheint, sich jenseits der Möglichkeiten eigener Macht vollzieht. Das bedeutet: Als Creator der „neuen“ Existenz gilt weder der Logotherapeut noch der Patient — und deshalb ist auch für deren Beziehung und Gesprächssituation kennzeichnend weder ein nur „intersubjektiver Dialog“ noch ein nur „intrasubjektiver Monolog“[13] des Therapeuten bzw. des Patienten. Der logotherapeutische Dialog ist vielmehr offen für den das Personsein des Menschen konstituierenden „Logos“[14], denn — wir erinnern an den Abschnitt über den „Aufgabencharakter des Lebens“ —: „Das Leben selbst ist es, das dem Menschen Fragen stellt. Er hat nicht zu fragen, er ist vielmehr der vom Leben Befragte, der dem Leben zu antworten — das Leben zu ver-antworten hat“[15]. — Zweitens: Frankl sagt nun aber auch nicht, daß Gott der Creator der „neuen“ Existenz sei, ist für ihn doch nur der „religiöse“ Mensch jemand, der zu dem in seinem Gewissen „Gesprochenen den Sprecher hinzu erlebt“[16]. Dieses theologische Element ausdrück-

---

[10] Frankl: Der Mensch auf der Suche nach Sinn. S. 101.

[11] Vgl. Frankl: Anthropologische Grundlagen der Psychotherapie. Bern/Stuttgart/Wien 1975. S. 232 f.

[12] Vgl. Frankl: Theorie und Therapie der Neurosen. S. 167.

[13] Frankl: Gegenwartsprobleme der Psychotherapie. In: Die Sinnfrage in der Psychotherapie. S. 369.

[14] Ebd.

[15] Frankl: Ärztliche Seelsorge. S. 72.

[16] Ebd. S. 73.

lich in den existenzanalytischen Rahmen einzuschließen, ist daher nicht Frankls Aufgabe. Und wenn er darauf verweist, daß die in der Logotherapie neu gestellte Frage nach dem Wofür der Verantwortlichkeit nicht selten die Frage nach dem Wovor auslöse — darüber gibt im besonderen das dringend aufzuarbeitende existenzanalytische Traummaterial[17] Auskunft —, dann ist dieser Verweis nicht anders zu verstehen als eine in der logotherapeutischen Theorie erschlossene Möglichkeit, die als solche nicht explizit existenzanalytisch zu thematisieren ist. Was wir im letzten Abschnitt — im Sinne theologischer Rede — über die Zweideutigkeit der existenzanalytischen Befunde sagten, gilt also gleicherweise auch für das theologische Synergismusproblem: Auch in dieser Frage muß Frankl un-eindeutig bleiben. Wer dem Menschen zu seinem „Heil" verhilft, darüber kann und will die Existenzanalyse keine Aussagen machen.

Der Ort, diese Möglichkeit wahrzunehmen, ist grundsätzlich jede therapeutische Situation. Wenn der homo patiens, der in seiner leiblich-seelisch-geistigen Einheit gestörte und auf die Seite der „geistlich Armen"[18] verschlagene Leidende die Frage nach dem Grund und dem Sinn seiner Störung stellt — und er stellt sie mit besonderer Intensität —, dann kann der Logotherapeut, der dem Patienten weder beurteilend und verurteilend noch ent-schuldigend, sondern in personaler Zuwendung, in Liebe begegnet, diese Frage nach dem letzten Sinn des Leidens auszulösen und freizusetzen helfen. Ob dann die therapeutische Situation tatsächlich zur Gelegenheit der Gotteserfahrung oder der Selbstrechtfertigung wird, ist eine Frage, die wir in unserem wissenschaftlichen Dialog nicht zu erörtern haben. Denn ob und in welchem Maße das Bewußtsein theologischer Gotteserfahrung in der aktuellen Beziehung zwischen dem Logotherapeuten und seinen Patienten aufscheint und sich verwirklicht, entzieht sich jedem menschlichen Urteil. Das Urteil über den Menschen in seiner Gleichzeitigkeit von kata sarka — kata pneuma, von Glaube und Unglaube, von Verwirklichung und Verfehlung der „Existenz" bleibt dem Urteil Gottes vorbehalten[19]. Theologisch urteilen können wir nur über die Methode der Existenzanalyse, nicht aber darüber, welche

---

[17] Frankl: Der unbewußte Gott. S. 51 ff. — Ders.: Die Psychotherapie in der Praxis: „Anhang".

[18] Matth. 5,3.

[19] Vgl. 1. Sam. 16,7.

Fragen und Antworten in der logotherapeutischen praxis pietatis ausgelöst und gefunden werden.

Daß Frankls Methode notwendig und sinnvoll ambivalent formuliert bleibt, schließt ein, daß sich in ihrem Rahmen manchmal Sätze finden, die synergistisch klingen und die den Eindruck erwecken, als sei der Patient selbst als Subjekt der Heilung verstanden. Ein Beispiel: „Das Leiden kann ... fürs erste einmal eine Leistung sein. Leiden — nämlich rechtes, aufrechtes Leiden — heißt aber nicht nur leisten, sondern auch wachsen. Indem ich ein Leiden auf mich nehme ..., erfahre ich einen Zuwachs an sittlicher Kraft ... indem ich das Faktum (der Krankheit, Anm. v. Verf.) auf eine höhere Ebene transponiere, stelle ich mich selbst, meine eigene Existenz, auf eine höhere Stufe"[20]. Synergistisch scheint Frankl manchmal auch dann zu reden, wenn Heilung selbst nicht mehr zu erhoffen ist und es nur noch darum gehen kann, dem „schicksalhaft" Leidenden eine Einstellung zu seiner Lebenssituation, d. h. ihm Leidensfähigkeit vermitteln helfen zu wollen. Dieser Eindruck wird erweckt, wenn Frankl, wie L. Zarncke sagt, in einer „heroisch anmutenden Schau"[21] das „Dulden, zumindest im Sinne des rechten, aufrechten Leidens echten Schicksals" beschreibt, jenes Dulden, das „selber und seinerseits eine Leistung — ja, mehr als dies: nicht nur eine, sondern die höchste Leistung"[22] des Menschen ist, die eine letzte, vielleicht die tiefste Sinnmöglichkeit eröffnet.

Wir meinen, Sätze dieser Art zählen zu den kritischen Stellen in Frankls Konzept. Das gilt insbesondere für jene Worte, die das bewußte Dulden irreversibler Erkrankungen als „höchste Leistung" beschreiben. Gewiß, Frankl veranlaßt den homo patiens nicht dazu, sich seiner Leistung vor Gott zu rühmen; täte er es, dann wäre allerdings die Grenze zum Synergismus überschritten. Es bleibt aber die Frage, ob er sich dieser Grenze immer bewußt ist, und es bleibt ebenso die Frage, ob nicht in der logotherapeutischen Praxis jene Formulierungen eine solche Haltung in einem „religiösen" Menschen — und vielleicht nicht nur in ihm — auslösen könnten. Trotzdem: Eine generelle Tendenz, den Patienten als Subjekt der Heilung oder den unheilbaren Kranken als potentiellen Heros im Leiden verstehen, und das hieße: das Bild eines selbst-

---

[20] Frankl: Homo patiens. S. 64 f.

[21] L. Zarncke: Psychologie und Glaube. Berlin 1960. S. 177.

[22] Frankl: Grundriß der Existenzanalyse. S. 699.

mächtigen und sich selbst rechtfertigenden Menschen vermitteln zu wollen, erkennen wir in der Existenzanalyse nicht.

Wir verkennen aber auch nicht, daß Frankls Aussagen über das Leiden erhebliche Widerstände gegen das existenzanalytisch-logotherapeutische Konzept verursachen können, dann nämlich, wenn sein Leidensverständnis einseitig, losgelöst vom anthropologischen Kontext, zur Sprache gebracht wird. Wir übersehen auch nicht, daß solche Aussagen sowohl den Logotherapeuten selbst als auch, wenn auch in anderer Weise, den Patienten gefährden könnten, und zwar dann, wenn sich der Therapeut durch sie dazu verleiten ließe, angesichts des konkreten Leidens den Rahmen der ihm von seiner Anthropologie gegebenen Möglichkeiten zu überschreiten und damit den Spielraum menschlicher Machtmöglichkeiten zu überschätzen. Dann aber könnte er übersehen, daß der Mensch, der sich nur noch „kläglich, zerbrochen, wie ein Wurm, der sich auf der Erde windet“[23], vorfindet, zu k e i n e r Leistung mehr fähig ist. Er könnte übersehen, daß dem Menschen, der seine totale Entmachtung erlebt oder dem Ende seines Lebens entgegenfiebert, vielleicht nur noch eine Hoffnung bleibt: daß der Logos Christus ihn „vertritt ... mit unaussprechlichen Seufzern“[24].

Wir sehen von theologischer Seite die Gefahren, die Frankls Aussagen über das Leiden in sich bergen und sind uns dessen bewußt, daß das Gespräch darüber erst begonnen hat. Gleichwohl gilt grundsätzlich für sie wie für alle anderen Aussagen der Existenzanalyse: Wir werden ihnen nur gerecht, wenn wir erkennen, daß sie —im Sinne theologischer Rede — notwendig und sinnvoll zwei-deutig bleiben müssen. Nur wenn diese Erkenntnis gewahrt bleibt, wird auch der weitere interdisziplinäre Dialog seine Aufgabe erfüllen können: einen Beitrag zu leisten zur Überwindung des Sinnlosigkeitsgefühls in unserer Zeit.

Nachdem wir in dieser Arbeit den Versuch unternommen haben, Frankls Sinnverständnis im Rahmen des existenzanalytischen Menschenbildes darzustellen und die Gesprächsbasis für die existenzanalytische Logotherapie und Theologie herauszufinden, führt nun das weitere Gespräch in die Debatte um das Sinnverständnis selbst und zur Frage nach den Möglichkeiten konkreter Zusammenarbeit von Logotherapie und Seelsorge. Daß dieses Gespräch fortgesetzt wird, gebietet die geistige Not unserer Zeit.

---

[23] Zarncke: Psychologie und Glaube. S. 177.

[24] Röm. 8,26.

# LITERATURNACHWEIS

ALLPORT, G. W.: Becoming, Basic Considerations for a Psychology of Personality. New Haven 1955.

ALLERS, R.: Das Werden der sittlichen Person. Freiburg i. Br. 1929.

Psychologische Anthropologie. Hg. v. H.-G. Gadamer und P. Vogler. Neue Anthropologie. Bd. V. Stuttgart 1973.

ARNOLD, M. B.: The Human Person. New York 1954.

BALLY, G.: Ordnung und Ursprünglichkeit. Zuwendung und Ziel. In: Der leidende Mensch. Hg. v. A. Sborowitz. Wege der Forschung. Bd. X. Darmstadt 1969. S. 16—41.

—: Die Psychoanalyse Sigmund Freuds. In: Grundzüge der Neurosenlehre. Bd. II. S. 405—462.

BECKER, A. M.: Existenz und Psychiatrie. Über die „Existenzanalyse". In: Psyche. 9 (1955/56). S. 801—814.

BERGER, P. L.: Auf den Spuren der Engel. Die moderne Gesellschaft und die Wiederentdeckung der Transzendenz. Frankfurt a. M. 1970 (Titel der amerik. Originalausgabe: A Rumor of Angels; Modern Society and the Rediscovery of the Supernatural).

BERTALANFFY, L. v.: Problems of Life. Wiley/New York 1952.

BINDER, H.: Die menschliche Person. Eine Einführung in die medizinische Anthropologie. Bern/Stuttgart 1964.

BINSWANGER, L.: Freuds Auffassung des Menschen im Lichte der Anthropologie. Ausgewählte Vorträge und Aufsätze. Bd. I. Bern 1947.

—: Ausgewählte Vorträge und Aufsätze Bd. II. Bern 1955 d.

—: Erinnerungen an Sigmund Freud. Bern 1956.

BODAMER, J.: Psychotherapie in der Krise. In: Gloria Dei. 9 (1954). S. 46—48.

—: Die Krankheit der Psychoanalyse. In: Wort und Wahrheit. 1955. 3. S. 183—196.

BÖKMANN, J.: Aufgaben und Methoden der Moralpsychologie. Köln 1964.

BÖHME, W.: Sinn und „Gott". In: Zeitwende. 43 (1972). S. 312—321.

BREITENSTEIN, P.: Der Sinn des Lebens. In: Theol. Prakt. Quartalschr., 120 (1972). S. 105—111.

BULTMANN, R.: Theologie des Neuen Testaments. Tübingen 1961[4].

BÜHLER, Ch.: Zur Psychologie des menschlichen Lebenslaufes. In: Hdb. d. Neurosenlehre u. Psychoth., Bd. V. 1961. S. 588—603.

BÜHLER, Ch. u. EKSTEIN, R.: Anthropologische Resultate aus biographischer Forschung. In: Psychologische Anthropologie. Hg. v. H.-G. Gadamer u. P. Vogler. Neue Anthropologie. Bd. V. Stuttgart 1973.

CARP, E. A. D. E.: Die personalistische Orientierung in der Psychotherapie. In: Hdb. d. Neurosenlehre u. Psychoth., Bd. III. 1959. S. 614—631.

CHRISTIAN, P.: Das Personverständnis im modernen medizinischen Denken. Tübingen 1952.

CONZELMANN, H.: Grundriß der Theologie des Neuen Testaments. München 1967.

DIENELT, K.: Das pädagogische Grenzgebiet. In: Hdb. d. Neurosenlehre u. Psychoth., Bd. V. S. 455—499.

—: Das Daimonion des Sokrates und die Existenzanalyse V. E. Frankls. In: Jb. f. Psychol. u. Psychotherapie. 2 (1954). S. 99—106.

—: Von der Psychoanalyse zur Logotherapie. München/Basel 1973.

—: Erziehung zur Verantwortlichkeit. Wien 1955.

DREVER, J. und FRÖHLICH, W. D.: dtv-Wörterbuch zur Psychologie. München 1972[6].

Evangelisches Kirchenlexikon. Hg. v. H. Brunotte und O. Weber. Göttingen 1972[6].

EYSENCK, H.-J. und RACHMAN, S.: Neurosen — Ursachen und Heilmehtoden. Berlin 1970[3].

FEUERBACH, L.: Das Wesen der Religion. Köln 1967.

FRANKL, V. E.: Psychotherapie und Weltanschauung. In: Intern. Zschr. f. Individualpsychologie. 3 (1925). S. 250—252.

—: Wirtschaftskrise und Seelenleben vom Standpunkt des Jugendberaters. In: Sozialärztliche Rundschau. 3 (1933). S. 43—46.

—: Seelenärztliche Selbstbesinnung. In: Der christliche Ständestaat. 30. Januar 1938. S. 72—74.

—: Zur geistigen Problematik der Psychotherapie. In: Zentralblatt f. Psychoth., 10 (1938). S. 33—45.

—: Philosophie und Psychotherapie. In: Schw. med. Wschr., 69 (1939). S. 707—709.

—: Ein Psycholog erlebt das Konzentrationslager. Wien 1946/47.

—: ... trotzdem Ja zum Leben sagen. Wien 1947.

—: Zeit und Verantwortung. Wien 1947.

—: Der unbewußte Gott. Wien 1948. 3. Aufl.: München 1974.

—: Der unbedingte Mensch. Wien 1949.

—: Homo patiens. Wien 1950.

—: Logos und Existenz. Wien 1951.

—: Kritik und Überwindung der Psychoanalyse. In: Universitas 7 (1952). S. 693—700.

—: Psychologie der Erwartungsangst und des Beobachtungszwangs. In: Universitas 8 (1953). S. 1273—1278.
—: Dimensionen des Menschseins. In: Jb. f. Psychol. u. Psychoth., 1 (1952/53). S. 186—194.
—: Pathologie des Zeitgeistes. Wien 1955.
—: Indikationen der existenzanalytischen Logotherapie. In: Wien. Archiv f. Psychol., Psychiatrie u. Neurol., 5 (1955). S. 129—144.
—: Der Mensch von heute und die Sinndeutung des Leidens. In: Universitas 12 (1957). S. 897—906.
—: Kritische Bemerkungen zum analytischen Psychologismus. In: Jb. f. Psychol. u. Psychoth., 6 (1958). S. 224—239.
—: Grundriß der Existenzanalyse und Logotherapie. In: Grundzüge der Neurosenlehre. Bd. II. S. 655—731.
—: Psychohygienische Erfahrungen im Konzentrationslager. In: Hdb. d. Neurosenlehre u. Psychoth., Bd. IV 1959. S. 735—747.
—: Das Menschenbild der Seelenheilkunde. Stuttgart 1959.
—: Das homöostatische Prinzip und die dynamische Psychologie. In: Zschr. f. Psychoth. u. med. Psychol., 9 (1959). S. 41—47.
—: Die Psychotherapie in der Praxis. Wien 1975[3].
—: Das Ringen des heutigen Menschen um einen Daseinssinn — in der Sicht des Arztes. In: Universitas 17 (1962). S. 481—487.
—: Gegenwartsprobleme der Psychotherapie. In: Wiener Zschr. f. Nervenheilkunde und deren Grenzgebiete. 20 (1962). S. 78—89.
—: Theorie und Therapie der Neurosen. München/Basel 1975[4].
—: Ärztliche Seelsorge. Wien 1971[8]. Neuausgabe der 8. Auflage: München 1975.
—: Psychotherapie für den Laien. Freiburg im Breisgau 1971[2].
—: Der Wille zum Sinn. Bern/Stuttgart/Wien 1972.
—: Der Mensch auf der Suche nach Sinn. Sonderdruck nach einem Vortrag, gehalten am 12. Oktober 1972 auf Einladung des Katholischen Akademiker-Verbandes in Luxemburg. Imprimerie Saint-Paul, S.A., Luxembourg.
—: (Selbstdarstellung). In: Psychotherapie in Selbstdarstellungen. Hg. v. J. Pongratz. Bern/Stuttgart/Wien 1973. S. 177—204.
—: Der Mensch auf der Suche nach Sinn. Zur Rehumanisierung der Psychotherapie. Stuttgart 1973[2].
—: Anthropologische Grundlagen der Psychotherapie. Stuttgart/Wien 1975.
Freud, S.: Zwangshandlungen und Religionsübungen (1907). In: Gesammelte Werke. London 1948. Bd. VII.
—: Briefe 1873—1939. Frankfurt a. M. 1960.
—: Allgemeine Neurosenlehre (1917/1916—17). In: Vorlesungen zur Einführung in die Psychoanalyse Und Neue Folge. Bd. I Frankfurt a. M. 1969.

—: Abriß der Psychoanalyse — Das Unbehagen in der Kultur. Frankfurt a. M. 1972[20].

Gebsattel, V. E. Freiherr v.: Prolegomena einer medizinischen Anthropologie. Berlin/Göttingen/Heidelberg 1954.

—: Gedanken zu einer anthropologischen Psychotherapie. In: Grundzüge der Neurosenlehre. Bd. II. 1972. S. 779—815.

Gehlen, A.: Der Mensch. Seine Natur und Stellung in der Welt. Bonn 1959[5].

Gloege, G.: Der theologische Personalismus als dogmatisches Problem. In: Kerygma und Dogma. 1 (1955). S. 23—41.

Gogarten, F.: Jesus Christus Wende der Welt. Tübingen 1967[2].

Goldstein, K.: Human Nature in the Light of Psychopathology. Cambridge 1940.

Gollwitzer, H.: Krummes Holz — aufrechter Gang. Zur Frage nach dem Sinn des Lebens. München 1968.

Görres, A.: An den Grenzen der Psychoanalyse. München 1968.

Guardini, R.: Sigmund Freud und die Erkenntnis der menschlichen Wirklichkeit. In: Jb. f. Psychol. u. Psychoth., 5 (1957). S. 97—107.

Handbuch der Neurosenlehre und Psychotherapie. Hg. v. V. E. Frankl, V. E. Freiherr von Gebsattel und I. H. Schultz. Bd. I—IV. München/Berlin 1959—1961.

Harsch, H.: Das Schuldproblem in Theologie und Tiefenpsychologie. Heidelberg 1965.

Hartmann, N.: Zur Grundlegung der Ontologie. Berlin 1965[4].

Hartmann, F.: Ärztliche Anthropologie. Bremen 1973.

Häfner, H.: Das Wertproblem in der Neurosenlehre. In: Hdb. d. Neurosenlehre u. Psychoth., Bd. V. 1961. S. 605—625.

Heidegger, M.: Sein und Zeit. Tübingen 1953[7]. (Zuerst erschienen in: Jb. f. Philosophie und phänomenologische Forschung. Bd. VIII. Hg. v. E. Husserl. Halle 1927.)

Heieck, L.: Feuerbach gehört zur Gegenwart. In: Lutherische Monatshefte. 11 (1972). S. 544—549.

Holländer, A.: V. E. Frankls Psychotherapie vom Geiste her und ihre Übereinstimmung mit der traditionellen Psychologie. In: Der österreichische Mittelschullehrer. 3. Heft 4. 1951.

Hovre, F. de: Das Werk Viktor E. Frankls. In: Gloria Dei. 6 (1951). S. 65—75.

Husserl, E.: Logische Untersuchungen. Bd. I u. II. Halle 1913[2].

—: Die Idee der Phänomenologie. The Hayne 1950.

—: Gesammelte Werke. Den Haag 1950—1966.

Ivanka, E. von: Die Problematik des „Mensch-seins" in der modernen Existenzanalyse und im Denken der Kirchenväter. In: Jb. f. Psychol. u. Psychoth., 1 (1952). S. 117—121.

—: Väterphilosophie und Existenzanalyse. In: Gloria Dei. 9 (1954). S. 48—51.

JASPERS, K.: Von der Wahrheit. München 1958.
JUNG, C. G.: Symbolik des Geistes. Zürich 1948.
—: Über die Beziehung der Psychotherapie zur Seelsorge. In: Ges. Werke. Bd. XI. 1963. S. 355—376.
—: Bewußtes und Unbewußtes. Frankfurt a. M. 1972[12].
KÄSEMANN, E.: Paulinische Perspektiven. Tübingen 1972[2].
—: An die Römer. In: Hdb. zum Neuen Testament. 8 a. Hg. v. G. Bornkamm. Tübingen 1973.
KALTENBRUNNER, G. K.: Bedürfnis und Sinn des Lebens. Die Sinnfrage im zeitgenössischen Marxismus. In: Zeitwende. 43 (1972). S. 287—312.
KÖBERLE, A.: Heilung und Hilfe. Darmstadt 1968.
KOCOUREK, K. und NIEBAUER, E. und POLAK, P.: Ergebnisse der klinischen Anwendung der Logotherapie. In: Hdb. d. Neurosenlehre u. Psychoth., Bd. III. 1959. S. 737—761.
KORGER, M. und POLAK, P.: Der geistesgeschichtliche Ort der Existenzanalyse. In: Hdb. d. Neurosenlehre u. Psychoth., Bd. III. 1959. S. 632—662.
KREHL, L. v.: Entstehung, Erkennung und Behandlung innerer Krankheiten. 1. Teil. Leipzig 1930[13].
LAUTH, R.: Die Frage nach dem Sinn des Daseins. München 1953.
LENTRODT, K. W.: Das Leiden als Kernproblem von Theologie und Medizin. In: Ev. Theol., 31 (1971). S. 183—304.
LESLIE, R. C.: Jesus and Logotherapy. The Ministry of Jesus as Interpreted Through the Psychotherapy of Viktor Frankl. Nashville — New York 1965.
Lexikon für Theologie und Kirche. Hg. v. J. Höfer und K. Rahner. Bd. VIII. Freiburg 1963.
LINSCHOTEN, J.: Die Unumgänglichkeit der Phänomenologie. In: Jb. f. Psychol., Psychoth. u. med. Anthropol., 10 (1963). S. 177—185.
Der leidende Mensch. Hg. v. A. Sborowitz. Wege der Forschung. Bd. X. Darmstadt 1969.
LORENZ, K.: Über tierisches und menschliches Verhalten. Bd. II. München 1965.
MENG, H.: Psychoanalyse und Alltag. Bern 1964.
MÜHLMANN, W. E.: Geschichte der Anthropologie. Frankfurt a. M./Bonn 1968[2].
PANNENBERG, W.: Was ist der Mensch? Göttingen 1964[2].
PAS, J. H. van der: Die sogenannte dritte Wiener Richtung. In: Gloria Dei. 9 (1954). S. 51—57.
POLAK, P.: Frankls Existenzanalyse in ihrer Bedeutung für Anthropologie und Psychotherapie. Innsbruck 1949.
—: Über den Methodenpluralismus in der Psychotherapie. In: Zschr. f. Psychoth. u. med. Psychol., 1 (1951). S. 253—257.
—: Existenz und Liebe. In: Jb. f. Psychol. u. Psychoth., 1 (1952/53). S. 355 bis 364.

—: Zum Problem der noogenen Neurose. In: Jb. f. Psychol. u. Psychoth., 4 (1956). S. 55—67.
—: Zum Problem der noogenen Neurose. In: Hdb. d. Neurosenlehre u. Psychoth., Bd. II. 1959. S. 664—691.
PORTMANN, A.: Aufbruch der Lebensforschung. Zürich 1965.
Psychotherapie und Theologie. Hg. v. Graf Wittgenstein. Stuttgart 1958.
RAD, G. von: Theologie des Alten Testaments. Bd. I. München 1958[2].
—: Das erste Buch Mose. Das Alte Testament Deutsch. Hg. v. V. Herntrich und A. Weiser. Göttingen 1958[5].
RIEMANN, F.: Grundformen der Angst. München/Basel 1975[9].
ROGERS, C. R.: Die nicht-direktive Beratung. Counseling and Psychotherapy. München 1972.
RÖSSLER, D.: Der ganze Mensch. Göttingen 1962.
SALIT, N.: Jüdische Religion und Psychotherapie. In: Hdb. d. Neurosenlehre u. Psychoth., Bd. V. 1961. S. 690—706.
SCHELER, M.: Der Formalismus in der Ethik und die materiale Wertethik. In: Gesammelte Werke. Bd. II. Hg. v. M. Scheler. Bern 1954[2].
—: Die Stellung des Menschen im Kosmos. München 1947.
—: Liebe und Erkenntnis. München 1955.
SCHLEDERER, F.: Erziehung zu personaler Existenz. Viktor E. Frankls Existenzanalyse und Logotherapie als Beitrag zu einer anthropologisch fundierten Pädagogik. Diss. phil. München 1964.
—: Zu einer Topologie der Logotherapie Viktor E. Frankls. In: Wissenschaft und Weltbild. 18 (1965). S. 62—68.
—: Die Logotherapie V. E. Frankls und das Menschenbild der Pädagogik. In: Vjschr. f. wiss. Pädagogik. 41 (1965). S. 53—62.
SCHWARZ, O.: Medizinische Anthropologie. Leipzig 1929.
SEEBER, D. A.: Virulente Sinnfrage. In: Herder Korrespondenz. 26 (1972). S. 367—370.
SIEBECK, R.: Medizin in Bewegung. Klinische Erkenntnisse und ärztliche Aufgabe. Stuttgart 1953[2].
Sinn und Sein. Ein philosophisches Symposion. Hg. v. R. Wisser, Tübingen 1960.
Die Sinnfrage in der Psychotherapie. Hg. v. N. Petrilowitsch. Wege der Forschung. Bd. LXXVII. Darmstadt 1972.
SONNHAMMER, E.: Existenzanalyse und Logotherapie V. E. Frankls in kritischer Betrachtung. Diss. phil. Graz. 1951.
SOUCEK, W.: Die Existenzanalyse Frankls, die dritte Richtung der Wiener psychotherapeutischen Schule. In: Deutsche med. Wschr., 73 (1948). S. 594—595.
SPRANGER, E.: Lebensformen. Geisteswissenschaftliche Psychologie und Ethik der Persönlichkeit. Halle 1930[7].

STECK, H. O.: Die Paradieserzählung. Eine Auslegung von Genesis 2,4 b—3,24. Biblische Studien. Heft 60. Neukirchen 1970.
STÖRIG, H. J.: Kleine Weltgeschichte der Philosophie. Stuttgart 1963.
STOFFER, H.: Die Echtheit in anthropologischer und konfliktpsychologischer Sicht. München/Basel 1963.
THIEL, M.: Philosophie und Psychotherapie. In: Jb. f. Psychol. u. Psychoth., 2 (1954). S. 297—310.
THIELICKE, H.: Theologische Ethik. Bd. I. Tübingen 1958².
—: Theologische Ethik. Bd. II. 1. Teil. Mensch und Welt. Tübingen 1959².
—: Der evangelische Glaube. Grundzüge der Dogmatik. Bd. I. Tübingen 1968.
TILLICH, P.: Systematische Theologie. Bd. II. Stuttgart 1958³.
—: Die theologische Bedeutung von Existentialismus und Psychoanalyse. In: Almanach 3. Hg. v. D. Sölle u. a. Wuppertal 1969. S. 138—151.
TWEEDIE, D. F.: Logotherapy—An Evaluation of Frankl's Existential Approach to Psychotherapy. Grand Rapids. Michigan 1972³.
UNGERSMA, A. J.: The Search for Meaning. Philadelphia 1961.
VOGEL, G.: Psychotherapie und Pädagogik. Freiburg im Breisgau 1954.
—: Tiefenpsychologie und Nächstenliebe. Mainz 1957.
WEITBRECHT, H. J.: Psychiatrie im Grundriß. Berlin/Göttingen/Heidelberg 1963.
WEIZSÄCKER, C. F. Freiherr von: Die Tragweite der Wissenschaft. Schöpfung und Weltentstehung. Die Geschichte zweier Begriffe. Stuttgart 1968².
WHITE, V.: Gott und das Unbewußte. Zürich/Stuttgart 1956. (Titel der Originalausgabe: God and the Unconscious.)
WINDELBAND, W.: Lehrbuch der Geschichte der Philosophie. Hg. v. H. Heimsoeth. Tübingen 1957¹⁵.
WIESENHÜTTER, E.: Grundbegriffe der Tiefenpsychologie. Darmstadt 1969.
WOLFF, H. W.: Anthropologie des Alten Testaments. München 1973.
WOLFF, K.: Psychologie und Sittlichkeit. Stuttgart 1958.
WYSS, D.: Die tiefenpsychologischen Schulen von den Anfängen bis zur Gegenwart. Göttingen 1970³.
ZARNCKE, L.: Psychologie und Glaube. Berlin 1960.

## SACHREGISTER

Bei Fragen zur Produktsicherheit wenden Sie sich bitte an:
If you have any questions regarding product safety,
please contact:

Walter de Gruyter GmbH
Genthiner Straße 13
10785 Berlin
productsafety@degruyterbrill.com